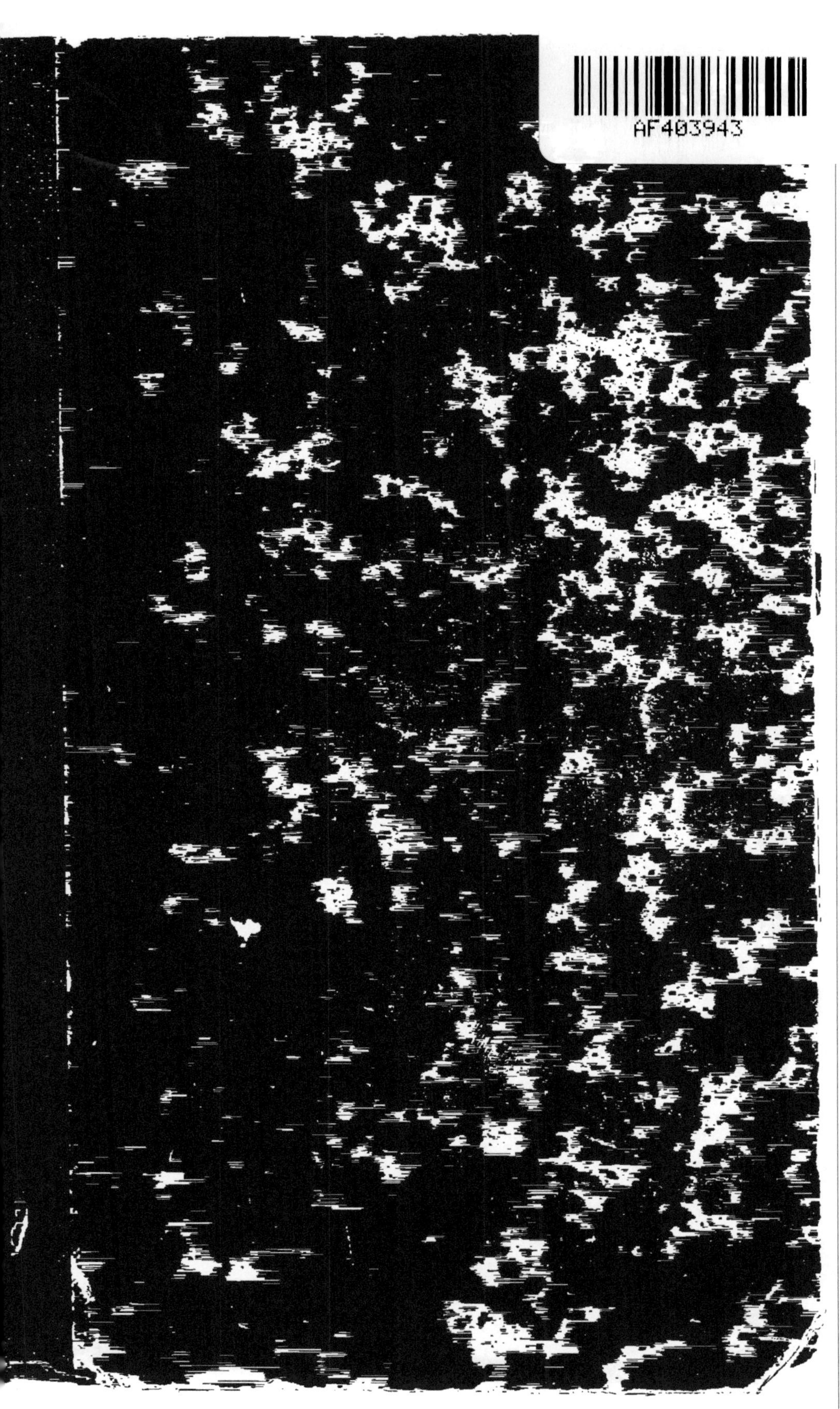
AF403943

LE CODE

DES

JEUNES MÈRES.

LE CODE

DES

JEUNES MÈRES

TRAITÉ THÉORIQUE ET PRATIQUE

POUR

L'ÉDUCATION PHYSIQUE DES NOUVEAU-NÉS,

DESTINÉ

Aux Personnes qui désirent élever elles-mêmes leurs Enfants.

Par le Dr A. CARON,

Médecin des prisons de la Seine, du sixième dispensaire de la Société philanthropique,
Membre de la Société de médecine pratique et de plusieurs Sociétés
médicales et scientifiques de France et de l'étranger, etc.

———◆———

PARIS,

Chez L'AUTEUR, 22, rue du Bouloi,
Et chez GERMER-BAILLIÈRE, 17, rue de l'École-de-Médecine,
ET LES PRINCIPAUX LIBRAIRES.

———

1859

AVANT-PROPOS.

En abordant l'étude des conditions hygiéniques qui concernent l'enfant, depuis l'instant de sa vie fœtale jusqu'à l'adolescence, je n'ai, croyez-le bien, aucune prétention à la nouveauté; je n'en ai pas davantage dans le choix du titre, car en intitulant cet ouvrage *le Code des jeunes Mères*, je ne fais qu'indiquer un résumé de toutes les opinions et principalement de tous les conseils qui ont été formulés par les praticiens sur la meilleure manière à suivre pour l'éducation physique des nouveau-nés.

Pourrai-je, en effet, avoir aujourd'hui l'intention de faire des découvertes sur cette matière? Pourrai-je espérer la traiter plus habilement qu'elle ne l'a été par nos devanciers? Mon but est uniquement d'exhumer des ouvrages spéciaux, des classiques trop exclusivement scientifiques, les vérités pratiques, les véritables règles de conduite qui restent ainsi ignorées des personnes à la connaissance desquelles elles semblent essentiellement destinées : je veux dire aux mères de famille et aux nourrices, qui en ont le plus grand besoin.

En compulsant ces matériaux dans un certain ordre, avec une méthode particulière qui me permette de grouper plus convenablement les faits les plus importants ; d'en déduire, à mon point de vue personnel, les considérations pratiques qu'elles me paraissent contenir, peut-être arriverai-je à intéresser les nourrices, les bonnes mères de famille, à ce point de leur faire prendre à cœur les devoirs de leur condition et de leur faire aimer les charges que la nature leur a dévolues. J'écarterai ainsi ces prétendues impossibilités pratiques, qui conduisent si directement et d'une manière insensible et progressive à la dégénérescence de l'espèce humaine.

La société me saura peut-être gré, un jour, des sacrifices que je me suis imposés pour la réalisation de ce projet ; mais, à coup sûr, si ces conseils parvenaient à s'enraciner dans le cœur des mères ; si, d'autre part, elles y étaient encouragées par les législateurs et les médecins, il est incontestable qu'ils contribueraient, dans un temps plus ou moins rapproché, à réformer les coutumes routinières qui abâtardissent les générations actuelles; ils contribueraient à moraliser toutes les classes de la société, qui, comprenant mieux les intérêts généraux et privés, ne chercheraient plus à se décentraliser. Cette sorte de dépopulation s'arrêterait, et l'État y trouverait des bras plus vigoureux, des intelligences mieux développées et plus susceptibles d'atteindre à la perfection si ardemment désirée. Au demeurant, j'aurai, comme tant d'autres collègues, apporté mon contingent de lumière et travaillé à l'édifice scientifique et social de mon siècle.

Paris, le 15 août 1589.

CARON.

INTRODUCTION.

De toutes les questions d'économie politique, d'intérêts généraux et privés, en est-il une qui offre plus d'importance, qui soit plus grave que celle qui a trait à l'éducation physique et morale de l'homme?

Le législateur, le moraliste, le philosophe, le médecin concourent tous, dans la voie qui leur est ouverte, à corriger les défauts de l'espèce, à la répression des vices, des mauvais penchants ; à la guérison des maux de chaque membre de la société.

Ne serait-il donc pas plus sage, plus logique, de veiller avec plus de sollicitude à son développement physique et moral, de manière à prévenir les écarts de la nature et physique et morale? Comme une jeune plante, un tendre arbrisseau dont les rameaux souples et flexibles se prêtent aux exigences de la volonté humaine dans leur enfance, et qui, plus tard, robustes et inflexibles, résistent aux plus grandes tempêtes et se rompent plutôt que de plier, le naturel de l'homme se développe, s'affermit et devient plus difficile à corriger, à maîtriser.

On commence enfin à comprendre, en France et à l'étranger, l'immense intérêt qui se rattache à l'éducation physique et morale de l'homme. Depuis longtemps, on a senti, à cet égard, l'insuffisance de la législation; mais l'influence de l'habitude, les difficultés mêmes qui s'opposent à la réalisation de ce problème ont jusqu'alors encouragé les sociétés à persévérer dans l'étroit sentier de la routine. Est-ce donc à dire qu'on ne doive tenter aucune réforme pour améliorer le physique et le moral de l'espèce humaine?

Les bras, prétend-on, manquent au travail, il semble que l'intelligence abandonne le corps, et bientôt, s'il faut en croire certaines gens, les hommes manqueraient à la patrie! S'il en était réellement ainsi, combien il importerait de rechercher la véritable cause d'un tel état de choses!

Les études que j'ai faites de cette question, depuis des années, m'ont conduit à penser que cette détérioration des facultés et du physique de l'homme dépendent exclusivement de la manière spéciale dont sont dirigés les soins donnés à sa première enfance. On sait assez communément que l'éducation de l'homme, depuis sa naissance jusqu'à l'adolescence, est trop exclusivement abandonnée à l'ins-

tinct des mères, au commérage et aux préjugés des nourrices mercenaires. L'homme, il faut en convenir, peut être
assimilé aux autres animaux, mais on ne saurait oublier à
quel perfectionnement sont appelés ses facultés intellectuelles et morales. Personne ne s'avisera de croire que la
dose d'intelligence, que le sentiment du beau et du bien,
du juste et de l'injuste, que l'idée du vice et de la vertu
dépendent de la grosseur des muscles, du volume ou de la
longueur des os, et de la quantité relative du tissu cellulaire de l'économie.

Que les éleveurs se proposent d'obtenir des sujets qui,
par leur développement physique, soient dignes de figurer
dans un concours, rien de mieux; mais, en physiologie,
ce qu'il importe, avant tout de réaliser, c'est qu'en veillant avec sollicitude à la propagation et au développement
physique de l'espèce, on ne perde pas de vue la perfectibilité des facultés intellectuelles, qui est l'apanage exclusif
de l'homme.

Il n'est pas sans importance de prouver combien cette
question a préoccupé les économistes de ce siècle, puisque
non-seulement en Amérique, en 1855, M. Barnum a eu la
pensée de stimuler le zèle des mères et des nourrices par
des expositions annuelles, en y réunissant des enfants de
tout âge, au-dessous de cinq ans, en graduant bien naturel-

lement la nature des primes, suivant l'époque de l'existence et le développement physique du petit être ; mais, tout dernièrement encore, en France, on a pu lire, dans le *Courrier de Lyon*, à la date du 29 mai 1857, l'article suivant :

« Une motion pour l'amélioration physique de la race
« humaine vient d'être prise en considération dans la réu-
« nion préparatoire du Comice agricole de Givors.

« Les bras manquent à la culture, et il y a dégénérescence
« physique parmi nos paysans, d'après le chiffre toujours
« croissant des réformes pour le service militaire, etc., etc.

« M. le docteur Munaret, considérant que la production
« humaine est plus importante au point de vue industriel
« seulement que la production animale, et qu'on doit se
« soucier davantage de la santé des hommes que de celle
« des bœufs, a proposé d'instituer des prix pour les petits
« propriétaires, fermiers, valets de ferme ou manouvriers
« qui présenteraient, à l'examen d'un jury spécial, les en-
« fants les mieux constitués et les plus beaux, de l'âge de
« un à deux ans. »

Il est presque à regretter que notre confrère, en faisant cette proposition, n'ait point donné quelques détails à ce sujet, car il resterait à démontrer de quelle manière il faut procéder dans cette éducation physique de l'homme. Toute personne qui réfléchira se demandera par quelle règle de

conduite on peut arriver à favoriser le développement physique de l'homme, et cette exubérance matérielle n'aura-
t-elle donc aucune influence sur son intelligence? Cette
dernière considération n'est-elle donc pas digne d'attirer
tout aussi sérieusement l'attention des économistes que la
sollicitude du législateur? Peut-être bien que notre travail
pourra éclairer cette question et pousser les générations
futures dans la voie réclamée par M. Munaret.

LE CODE

DES

JEUNES MÈRES.

CHAPITRE PREMIER.

DU DÉVELOPPEMENT PHYSIQUE DE TOUS LES ÊTRES ORGANISÉS ET VIVANTS.

Tout nouvel être qui s'organise emprunte au milieu où il se trouve les éléments de son développement : la plante les puise au sol où elle a pris racine ; l'animal et l'homme en particulier au sein de leur mère, et, chez les uns comme chez les autres, le développement est d'autant plus régulier, les organes d'autant mieux constitués, que les éléments qu'ils reçoivent ont été mieux élaborés et plus facilement assimilés.

Aussi, n'est-ce pas sans raison que les hommes expérimentés peuvent reconnaître au goût, à l'odeur même, le cru ou la provenance de tel ou tel produit de végétation. Pourra-t-on s'étonner davantage que les physiologistes aient la prétention de soutenir avec Mauriceau que l'enfant puisse apporter en naissant les qualités ou les imperfections de sa mère ou de sa nourrice? « Or, dit-il, ainsi que nous voyons « que des arbres, quoique de même espèce et mis en même « lieu, étant après transplantés en différentes terres, pro- « duisent des fruits de très-différent goût, à raison de la « nourriture qu'ils en tirent; de même, la santé des en- « fants, et souvent même leurs mœurs, dépendent de la « nourriture qu'ils prennent dans les commencements; car « chacun sait que la santé du corps correspond aux hu- « meurs dont toutes les parties sont nourries et entrete- « nues, et que les humeurs tiennent toujours de la nature « des aliments dont elles ont été engendrées. Pour ce qui « est des mœurs, elles suivent ordinairement le tempéra- « ment, lequel procède aussi de la qualité des humeurs, et « les humeurs des aliments; par conséquent, telle sera la « nourrice, tel pourra devenir l'enfant, par le moyen de la « nourriture qu'il tire d'elle ; et, en la tétant, il sucera, « avec le lait, les vices de son corps et de son esprit. »

C'est, d'ailleurs, ce que l'expérience de chaque jour démontre, quand on fait allaiter des animaux ou même des enfants par d'autres nourrices d'un caractère féroce : le chien par une lionne, un enfant par une chèvre, etc. Nous aurons, d'ailleurs, l'occasion d'étudier plus scrupuleusement ces considérations, quand nous nous occuperons du choix des nourrices.

Ce que nous voulions établir quant à présent, c'est l'influence immédiate et nécessaire de la mère sur l'enfant, et faire ressortir l'importance qu'il peut y avoir à instruire les femmes du soin qu'elles doivent apporter à la conservation de leur propre santé, quand il s'agit de la conservation et du développement de l'être auquel elles doivent donner le jour; combien il est utile de les prévenir des devoirs que leur impose leur qualité d'épouse et de mère; combien enfin il leur importe de se bien connaître elles-mêmes pour se soustraire à toutes les conséquences auxquelles les exposent trop souvent et l'ignorance et l'imperfection de leur organisation.

Si la femme était mieux pénétrée du sentiment de sa propre valeur, si elle pouvait se rendre un compte plus exact de l'influence qu'elle exerce sur le développement des sociétés, sur l'avenir des États et la morale des différents peuples, il est incontestable qu'elle s'attacherait à mieux saisir les secrets de son organisation, qu'elle apporterait plus de souci à ménager les rouages de sa fragile constitution; elle mettrait, enfin, le plus grand prix à remplir plus convenablement le but qui lui est assigné dans la création; elle saurait, enfin, que c'est elle, en définitive, qui est responsable de la propagation et de la conservation de l'espèce.

Mais existe-t-il aujourd'hui quelque part, chez les nations policées, chez celles où le progrès a marché avec le plus de rapidité, la moindre notion relative à l'éducation politique et morale de la femme? N'a-t-on pas, au contraire, par mille et un détours, cherché à lui faire oublier son individualité, son importance dans l'existence des Sociétés? N'est-ce pas plutôt par une dégradation insensible, par un abandon progressif de toutes ces conditions, qu'on l'a amenée jusqu'à l'oubli des plus impérieux devoirs de son organisation, les devoirs d'épouse, de mère et de *femme?*

Au lieu de suivre cette route, trop facile aujourd'hui, qui tend à rabaisser la condition première et originelle de la femme, à ne voir en elle qu'un être maladif, sous la dépendance constante de son organisation féminine, et comme telle incapable d'aucun acte volontaire soutenu, d'aucune mission importante de longue haleine, associons-nous aux nobles sentiments qui ont inspiré l'œuvre d'un praticien recommandable, **M.** le docteur Menville, qui a fait une histoire philosophique et médicale de la femme, marquée au coin d'une rigoureuse observation et d'une juste et sage appréciation.

Notre intention n'est point ici de suivre l'auteur dans les brillantes inspirations que la femme lui a suggérées, dans les détails d'une peinture admirablement comprise et dignement rendue. Nous nous bornerons à la considérer comme l'âme de la reproduction, comme la propagatrice indéfinie des générations et des sociétés à venir; et, comme telle, ses organes sexuels doivent être regardés comme la racine et la base de toute organisation.

Source féconde et sacrée de la vie, la femme est la créature la plus respectable de la nature; c'est d'elle que découlent toutes les générations qui se succèdent et se succéderont dans la continuité des siècles; en un mot, c'est Ève, ou l'être vivifiant qui nous réchauffe dans son sein, qui nous allaite de ses mamelles, nous recueille entre ses bras et protége notre enfance dans les élans de son inépuisable tendresse. Femme, mère, honneur de la création, espoir constant de la patrie, quels hommages éternels ne vous sont pas dus par tout l'univers! Mystère vivant, comme dit le docteur Menville, par qui l'homme naît, vit et meurt! comment se fait-il qu'on ait ainsi peu à peu méconnu votre importance, que vous ayez abdiqué vos droits, vous qui, comme le dit l'auteur de l'*Histoire philosophique,* êtes la plus belle, la plus intéressante et la plus précieuse moitié de nous-mêmes; sans vous, les deux extrémités de notre existence seraient sans secours et le milieu sans aucun charme.

CHAPITRE II.

De toutes les considérations qui précèdent et qui tendent à replacer la femme dans sa véritable condition sociale, à lui rendre les titres et prérogatives qui, chez les Romains, les Lacédémoniens et autres peuples de l'antiquité, lui étaient accordés dans l'état de gestation, on doit généralement en conclure que c'est bien la mère qui est responsable des conditions d'organisation des enfants, que c'est d'elle que dérivent toutes les questions de santé, de force ou de faiblesse, de maladie héréditaire, etc., et cela, en raison du genre d'alimentation qu'elles fournissent aux enfants auxquels elles donnent le jour.

Ainsi envisagées, les femmes doivent donc être considérées avec la plus scrupuleuse attention par les physiologistes, les législateurs et les médecins principalement; elles doivent être l'objet constant de leur observation, non-seulement dans l'âge de la reproduction, ce qui est le plus important, mais encore avant l'époque de l'accomplissement de cette fonction, puisque celle-ci est en définitive liée si étroitement à leur organisation première.

Tout en établissant l'influence immédiate et réciproque de la mère sur l'enfant, il ne faut cependant pas perdre de vue que la nature du principe fécondant ne soit aussi d'une importante considération sur la nature du produit, et qu'en un mot les conditions de force et de faiblesse, de virilité de l'homme, ne soient pour rien sur les propriétés physiques et morales de l'être procréé. L'expérience de chaque jour est trop frappante pour que nous ayons un moment la pensée de l'infirmer. C'est, d'ailleurs, à cette considération que se rattache l'utilité si souvent recommandée par les physiologistes du choix respectif des époux. C'est aussi sur ce principe que repose la loi qui défend les unions entre proches parents, et qui, au contraire, recommande les croisements de races ; qui s'élève contre les unions dispro-portionnées entre des individus d'âge et de santé trop diffé-rents. C'est à ce même titre que vous voyez les médecins s'opposer à ces unions entre des individus affectés de mala-dies ayant un caractère de transmissibilité généralement reconnu, entre des individus doués de ces tempéraments lymphatiques, qui ne peuvent que favoriser la génération d'êtres plus lymphatiques encore.

C'est donc, comme on peut le pressentir par toutes ces considérations, dans l'étude approfondie du développement embryogénique de l'homme, qu'on doit et qu'on peut espérer de modifier l'espèce humaine tout entière, de même qu'on parvient à changer la nature d'un fruit, d'une plante, en étudiant ses conditions d'organisation et, par-dessus tout, en étudiant les qualités du sol auquel on les confie.

Si d'habiles législateurs, si des hommes entreprenants ont eu la pensée de féconder des sols incultes, dépourvus d'éléments de végétation; si, dis-je, on a pu penser à fertiliser un sol aride et improductif comme celui de la Sologne, est-il donc plus exagéré de penser à moraliser l'espèce humaine, de veiller aux conditions de développement et de successions des hommes qui doivent continuer l'œuvre de civilisation dans lequel nous marchons? Pour jouir des travaux de leurs ancêtres, des fruits de leur labeur, pour avancer l'œuvre de moralisation, n'est-il pas rationnel de penser à créer des individus mieux constitués, plus valides? Chez eux, l'intelligence mieux développée, débarrassée des entraves que la maladie impose à ces organisations débiles, maladives, aura plus d'essor, plus d'élan, et les conduira à l'accomplissement de progrès, de découvertes plus sublimes; ils marcheront ainsi, dans cette voie d'amélioration, vers la béatitude terrestre, si tant est qu'elle soit réalisable au milieu des faiblesses inhérentes à l'homme, avec la fragilité de son organisation et la versatilité de son caractère.

Il est d'ailleurs bien démontré, pour toutes les personnes qui s'occupent de l'éducation morale et philosophique de l'homme, que les facultés intellectuelles sont en raison directe du tempérament et de la constitution physique des individus, et que la perfectibilité de ses instincts, de ses passions, est essentiellement liée à la nature intime de ses organes.

Prise à ce point de vue, l'existence de l'homme doit nécessairement être étudiée dans les individus qui vont lui donner le jour, et comme, en définitive, l'influence créatrice de l'homme est définie et bornée à son degré de force et de santé, il nous reste à observer son organisation, son développement, depuis le moment de la fécondation jusqu'à l'instant où, devenu plus grand, quand il a atteint un développement suffisant, il peut vivre de lui-même, se diriger dans les actes ultérieurs de la vie physique et morale.

En abordant ainsi la question, n'allez pas croire que j'ai la prétention de déchirer l'épais voile que la nature a jeté sur les phénomènes intimes de la génération, que je veuille même soulever l'un de ses coins pour appeler l'attention des femmes sur une foule de considérations qu'il leur importe peu de connaître, et que, trop souvent même, on a l'imprudence de leur laisser entrevoir. Cette étude, enveloppée d'ailleurs de très-nombreuses probabilités, n'appartient qu'à la science; elle ne servirait ici qu'à exciter la curiosité des unes et à blesser la susceptibilité des autres; elle énerverait la sensibilité de quelques-unes peut-être, et produirait ainsi un résultat tout opposé à celui que nous nous proposons.

Ce qu'à notre avis il importe de faire comprendre aux femmes, c'est que, dès l'instant qu'elles sont arrivées à l'âge où elles ont acquis la faculté génératrice, une fois qu'elles ont reçu l'influence fécondante de l'homme, une fois qu'elles sont fécondées, elles sortent du domaine ordinaire de la vie, elles ne s'appartiennent plus, elles se doivent corps et âme à l'être dont elles vont préparer le développement physique et moral.

CHAPITRE III.

DE LA FEMME ESSENTIELLEMENT CONSIDÉRÉE DANS SES RAPPORTS AVEC L'ENFANT PENDANT LA GESTATION.

Tout en négligeant, et à dessein, les nombreuses considérations de haute physiologie qui se rapportent à la question de la fécondation, aux différents systèmes qui se sont disputé l'honneur d'avoir expliqué ces importantes découvertes, nous ne pouvons passer sous silence toutes les modifications que le début de cette fonction imprime à toute l'organisation de la femme, le retentissement qu'elle opère sur son physique comme sur son moral, et les conséquences qui peuvent en résulter pour le fruit qui doit en provenir. C'est cet ensemble de phénomènes que nous allons essayer d'étudier, tant au point de vue de la mère qu'à celui de l'enfant, influence réciproque qui pèse d'un si grand poids sur la santé de la mère et sur le développement de l'enfant.

De toute éternité, ou au moins depuis que l'étude de la médecine a été réglementée par l'observation rigoureuse des faits, on s'est plu à répéter : *Mulier propter uterum condita est*, la femme a été créée pour sa matrice : ce qui veut dire que la destinée de la femme est d'engendrer. Cependant, comme nous l'avons déjà fait comprendre, elle ne peut accomplir ce vœu de la nature sans l'intervention vivifiante de l'homme. Mais, une fois cet acte accompli dans certaines conditions, l'ovule qui contient l'embryon et ses éléments de développement ultérieur arrive, par un mécanisme tout spécial, animé de mouvements vitaux nouvellement développés, dans la cavité utérine où il se fixe en se greffant à l'une quelconque des parties de sa surface interne. Je n'entends parler ici que de la grossesse normale, dite utérine. Une fois descendu dans cet organe, il y provoque une succession de phénomènes particuliers qu'il est vraiment intéressant et même très-important que les femmes connaissent et apprécient, comme ils méritent de l'être, tant ils vont apporter de changement dans l'organisation tout entière de la femme.

Une fois avertie par un sentiment d'horripilation tout particulier, par une sorte d'extase suivie de fatigue mêlée d'un certain bien-être qui lui annonce que l'ovaire vient d'abandonner un de ces ovules, auquel la liqueur prolifique a subitement imprimé une nouvelle manière d'être, chez lequel elle a nécessairement allumé le flambeau de la vie, la femme cesse d'exister pour elle-même. L'ébranlement seul résultant de cette fécondation supprime chez elles certaines fonctions et en réveille d'autres qui, jusqu'alors, étaient dans le sommeil : les époques mensuelles disparais-

sent, l'utérus devient le siége d'une congestion active particulière. Il semble que la présence de l'ovule dans la matrice
devienne l'occasion d'une irritation spéciale, et qu'à la manière d'un corps étranger dans une portion de l'économie,
il y développe une sorte d'inflammation à la faveur de laquelle il contracte ses adhérences avec la tunique interne
de cet organe.

En effet, à cette époque, la vitalité de l'organe utérin se
réveille, il devient le siége d'un centre fluxionnel qui en modifie toute la contexture et les propriétés physiologiques :
nouvelle circonstance qui retentit sur l'organisation tout entière de la femme et, particulièrement, sur les organes de
la reproduction, sur les seins. Les fonctions assimilatrices
en reçoivent un tel contre-coup que l'on voit souvent, à
l'occasion du développement de la grossesse, toutes les fonctions vitales se modifier, les unes acquérir plus d'activité,
pendant que d'autres se condamnent au repos. C'est ainsi
que l'on voit quelquefois la grossesse enrayer la marche de
certaines maladies aiguës ou chroniques, arrêter le progrès
de la phthisie ou de certaines autres affections organiques
très-graves. Il n'est pas jusqu'aux fonctions intellectuelles
qui ne puissent éprouver leurs transformations momenta-
nées; témoins ces dérangements cérébraux, en vertu desquels la femme accomplit souvent les actes les plus incohé-
rents, se livre aux égarements d'une agitation maladive,
délirante.

Ce qui a souvent contribué à rendre les législateurs plus indulgents envers elles pendant la gestation, c'est ·à ces considérations qu'on doit ces arrêts des différents parlements qui absolvent les femmes grosses, les dérobent aux poursuites de la justice et les rendent en quelque sorte inviolables.

Nous aurons aussi, plus tard, l'occasion de faire remarquer que d'autres circonstances particulières attachées à la vitalité de l'enfant sont venues ajouter de la valeur à ces décisions législatives : la crainte, par exemple, de provoquer des avortements dont le fait serait de priver la société d'hommes éminents, utiles à leurs semblables, indispensables à la patrie.

Cet ovule, constituant un corps étranger, doué d'une vitalité particulière, ne demande qu'à se développer, et, pour ce, n'exige que certaines conditions de calorification et d'absorption, qu'il est encore incapable de se procurer par lui-même, mais qu'il trouve toutes disposées dans la matrice ainsi modifiée. Ce surcroît de vitalité déterminé dans cet organe, les sécrétions de la tunique interne deviennent un peu plus abondantes, acquièrent une certaine plasticité qui convient admirablement pour favoriser l'adhérence intime des surfaces; celle de l'ovule, plus tomenteuse, villeuse, insinue en quelque sorte ses linéaments dans cette liqueur plastique, où elle trouve un élément d'absorption, favorise son développement endosmotique d'abord; puis les radicelles veineuses et artérielles apparaissent peu à peu, entièrement analogues pour l'aspect aux radicelles chevelues qui constituent les racines de certains végétaux parasitaires, tels que le lierre (*hedera helix*), qui s'attache par ses mille radicules aux chênes ou aux murailles, chez lesquels il puise les éléments de son premier développement.

Une fois les premiers linéaments du système vasculaire ainsi développés, greffés à la surface interne de l'organe gestateur, l'intimité des rapports organiques devient de plus en plus sensible; les modifications utérines présentent de jour en jour de nouvelles phases. Tant par son développement physique, qui suit en général celui de l'embryon lui-même, que par les changements ultérieurs qu'il apporte dans la santé particulière de la femme, devenue la source intarissable et indispensable au nouvel être qui y puise sa nourriture, la femme, alors, offre un ensemble de phénomènes pathogéniques (1) du plus grand intérêt pour le médecin, sur lesquels nous allons nous arrêter un instant.

C'est à la faveur de ces radicules et de leur entre-croisement multiplié que se constitue cette masse spongieuse, vasculaire, se développant au milieu de cette sécrétion plastique, que s'organise le placenta, dont le développement

---

1) Pathogéniques, qui engendrent les maladies.

ultérieur est en raison de la force et du degré de vitalité du fœtus.

C'est par l'intermédiaire de ce nouvel appareil que l'enfant va recevoir de sa mère les éléments de développement nécessaire. C'est à la faveur de ces connexions vasculaires que l'embryon emprunte aux éléments constitutifs de la femme les produits d'absorption et de nutrition indispensables. C'est donc avec raison que l'on peut admettre, avec Mauriceau et bien d'autres auteurs, que : tel sera la qualité des sucs nourriciers, telle pourra être la force ou la faiblesse du produit engendré. Tel sera la nourrice, tel pourra être l'enfant. Il n'est cependant pas très-rare de voir des femmes excessivement délicates, quelquefois maladives même, amener à terme des enfants très-forts, parfaitement constitués.

Aussi, en admettant comme parfaitement démontré tout ce qui précède sur la manière dont s'établissent les rapports de l'enfant avec sa mère et réciproquement, on comprendra facilement que nous ne partagions pas l'opinion de ceux qui pensent que c'est seulement à partir du septième mois de la grossesse qu'il convient de veiller au développement de l'enfant. C'est donc essentiellement *ab ovo* qu'il faut s'y prendre, et nous allons en démontrer toute l'importance.

C'est non-seulement *ab ovo*, mais c'est encore bien avant cette époque; car, que ferait un agriculteur qui ensemencerait une terre quelconque, sans s'être au préalable enquis, non-seulement de la qualité du grain, mais qui, d'autre part, aurait négligé la plus importante des conditions, qui n'aurait pas préparé son terrain, ne l'aurait pas mis dans les conditions nécessaires à une fertilité légitime.

Si, donc, la santé primitive de la femme a été négligée, si elle a constamment été maladive, si ses fonctions organiques ne se sont que péniblement établies, si elles n'ont jamais eu la régularité et la fonctionnalité indispensables pour sa propre santé, comment voulez-vous sérieusement qu'elle accomplisse convenablement une nouvelle et si importante fonction?

Etudiez donc la femme avant la puberté, cultivez-la, mettez-la par anticipation dans les meilleures conditions de santé qu'il vous sera possible de lui donner; ce sera inévitablement le seul moyen de lui permettre de produire mieux encore.

Maintenant que j'ai essayé de faire comprendre la manière dont les rapports s'établissent entre la mère et l'enfant, que j'ai esquissé les principaux phénomènes à la faveur desquels s'opère le développement de l'embryon pour devenir fœtus en absorbant tout élaborés les matériaux préparés par la mère; que j'ai dit comment ces derniers passent de l'un à l'autre, douterez-vous encore de l'importance qu'il peut et qu'il doit y avoir à tenir aux conditions de santé primitive de la mère? Mettrez-vous encore en question ces mille et une précautions indispensables au développement de notre espèce? Vous, législateurs et médecins, vous montrerez-vous donc aussi indifférents sur le but de la reproduction de l'espèce, quand il s'agira de donner des hommes valides, intelligents, source inépuisable de richesse pour une nation?

Et vous, mères inconsidérées, insouciantes, trop faciles à tromper dans l'accomplissement du plus doux comme du plus louable de tous vos devoirs, oserez-vous encore les exposer à toutes les éventualités de vos intempérances? Et les confierez-vous, ces chères créatures, avec le plus complet aveuglement, à ces nourrices mercenaires qui, comme le dit Rousseau, donnent avec la vie le principe de toutes les passions, la source de toutes les maladies?

N'est-ce pas s'abuser étrangement sur les conditions de la femme, n'est-ce pas en réalité mettre en question la prévoyance de la nature que de soutenir, avec Michelet, que la constitution maladive de la femme la rende tributaire incapable de toute aptitude intellectuelle de quelque durée? L'expérience de chaque jour prouve d'ailleurs que la femme, avec toutes ses prétendues infirmités, avec sa faiblesse originelle, sait mieux souffrir que la pluralité des hommes, et qu'elle supporte plus courageusement que lui l'adversité, les mille et une misères de ce bas-monde; qu'avec son tempérament elle sait donner à propos des exemples de son dévouement et de son affective sensibilité.

Veillez avec plus de sollicitude à son éducation première; élevez-la à la pratique de ses devoirs sociaux; donnez-lui

dans la société la véritable place qui lui appartient, et vous
verrez si elle ne s'acquittera pas noblement de sa mission,
si elle ne surpassera pas très-souvent bien des hommes en
conceptions intellectuelles, en prodiges de dévouement, de
désintéressement maternel, conjugal et social.

CHAPITRE IV.

Ainsi donc, aussitôt qu'une femme est devenue mère, aussitôt qu'elle a conçu, elle cesse de vivre comme tout autre, elle ne s'appartient plus, elle appartient au nouvel être auquel elle sert de moyen de développement : elle entre dans une nouvelle phase qui lui commande une observation toute particulière, un régime, une hygiène qu'elle doit apprendre de bonne source, et non, comme cela est trop commun aujourd'hui, par le commérage et l'empire de la routine. Ces connaissances, elle ne peut les réclamer qu'au physiologiste, au médecin. C'est donc à eux à poser les bases de cette vie particulière et momentanée de la femme et de l'enfant.

D'après les considérations que nous avons énoncées plus haut, où nous avons exposé comment le faisceau vasculaire constituant le placenta se condense immédiatement en un cordon plus ou moins long et essentiellement composé de vaisseaux et de nerfs qui doivent établir toutes les communicati ns plus ou moins immédiates entre la mère et l'enfant, apporter à celui-ci les éléments de nutrition, en rapportant à la mère un sang à hématoser; les organes pulmonaires n'étant point encore développés ne peuvent accomplir les fonctions qui leur sont dévolues pendant la vie. A cette époque, c'est-à-dire pendant la gestation, les poumons sont encore à l'état rudimentaire et ne jouent aucun rôle dans la vie du fœtus.

Ces communications organogénésiques (1) sont de la plus haute importance dans l'existence de l'enfant : elles ne peuvent être suspendues, dérangées quelques instants sans le plus grand préjudice pour la vie. Or, il est de toute importance d'étudier de suite toutes les circonstances qui peuvent les modifier, les détruire et, par contre, entraîner la mort immédiate ou prochaine de l'enfant.

Dans les premiers instants de la fécondation, les causes mécaniques de toutes espèces, les impressions morales très-profondes, la joie ou la peur, l'expansion de gaieté, la colère peuvent incontinent rompre l'œuf.

Pour ce qui concerne les qualités fécondantes du mâle, elles sont moins nécessairement et moins facilement appréciables, puisque, dans cette supposition, *s'il n'y a pas de fécondation, il n'y a pas de grossesse.* Mais il n'en est plus de même quand il s'agit des conditions physiques et physiogéniques (2) de la femme. Une matrice trop grasse, trop ner-

---

(1) Organogénésiques, qui servent à former les organes.
(2) Physiogéniques, générateurs des appareils naturels.

veuse, ne saurait retenir l'œuf. Une matrice abreuvée de mucosités trop abondantes, âcres, corrosives, tend à dissoudre l'œuf et à le laisser échapper ; il n'a pas le temps de développer ses radicelles vasculaires et de s'attacher à la paroi interne de l'organe, ou bien il n'y séjourne qu'un temps insuffisant, et il arrive une fausse couche : circonstance assez importante pour appeler l'attention du médecin ; car un premier accident de ce genre est trop souvent suivi d'un second et quelquefois même de plusieurs autres : ce qui fait même que certaines femmes restent condamnées à une sorte de stérilité relative.

Si, d'autre part, l'organe gestateur est le siège de quelque affection spécifique particulière, il peut souvent n'être pas assez malade pour s'opposer entièrement au travail de la gestation ; mais, dans l'immense majorité des cas de ce genre, il arrive rarement que la grossesse atteigne son terme et que l'enfant naisse sain et sauf. Nous aurons à revenir sur ces causes, en parlant des maladies héréditaires, etc. Enfin, en admettant qu'aucune cause physique ou morale quelconque ne puisse nuire à l'acte de la fécondation, que rien ne vienne s'opposer au greffement de l'œuf et que la grossesse tende à parcourir régulièrement chacune de ses phases, comment les choses se passeront-elles ? C'est ce que nous allons essayer d'exposer aussi clairement que possible.

Voici l'œuf fécondé descendu et intimement fixé à la surface interne de la matrice par l'intermédiaire du placenta et de son cordon. Il absorbe les liquides complexes que l'organe gestateur met à sa disposition. Pour ce, les artères utérines apportent à l'organe stimulé, surexcité, une quantité proportionnellement plus considérable de sang que dans le temps ordinaire. Ce sang étant celui qui doit fournir aux éléments de développement du fœtus, devra nécessairement présenter des qualités spéciales. S'il est riche et abondant, il fournira de bons éléments de nutrition ; s'il est rare et pauvre, il laissera languir le fruit ; s'il est maladif, contaminé, il ne donnera naissance qu'à un être faible, délicat, chétif, souvent maladif : nouvelles preuves qui viennent démontrer combien il importe de préparer longtemps à l'avance la femme qui doit, un jour, être mère.

A ce titre, ce n'est pas seulement les fonctions de relations qu'il importe de régulariser, mais ce sont les fonctions générales organiques, et, par-dessus tout, celles de la nutrition.

Nous avons, il n'y a qu'un instant, fait pressentir toutes les modifications que l'état de grossesse imprimait à la femme, à son début. Que de fois il arrive qu'en modifiant la sensibilité nerveuse, la fécondation pervertit tout à coup les fonctions nutritives et assimilatrices, et que ces jeunes femmes qui, tout à l'heure, paraissaient douées de la plus vigoureuse santé, deviennent trop rapidement l'ombre d'elles-mêmes ; celles qui mangeaient convenablement ne peuvent à grand'peine conserver quelques cuillerées d'eau pure; les aliments deviennent antipathiques à l'estomac, qui les rejette. Dans de semblables conditions, souvent les femmes mènent une triste existence ; les enfants pâtissent et viennent au monde dans le plus pitoyable état. Il n'est cependant pas sans exemple de voir des femmes de pareille santé donner le jour à des enfants assez bien organisés physiquement, doués d'un certain embonpoint; on serait tenté de croire qu'ils ont vécu, qu'ils se sont développés au détriment de la mère : ce qui arrive bien aussi quelquefois.

Un pareil tableau doit nécessairement faire comprendre toute l'importance qu'il y a à surveiller les femmes chez lesquelles de pareils accidents marquent le début de la grossesse.

DES CHANGEMENTS QUE LA GROSSESSE APPORTE DANS LA SANTÉ DE LA FEMME.

S'il est beaucoup de femmes chez lesquelles le début de la grossesse se caractérise par une sorte d'excitation physiologique des fonctions, par une augmentation sensible des fonctions gastro-intestinales, il en est d'autres chez lesquelles les digestions languissent, le sang s'appauvrit, les sécrétions gastro-intestinales se dénaturent, les selles se suppriment ou deviennent trop abondantes, séreuses, épuisent la pauvre femme et entraînent l'avortement. Les fonctions circulatoires se dérangent; les palpitations, les

différents bruits de souffle, de frottement, se traduisent à
l'auscultation. Les poumons deviennent le siége de congestions passives ou actives ; les sécrétions bronchiques altérées
obstruent l'organe pulmonaire, qui, s'il est disposé aux affections tuberculeuses, ne manque pas d'être promptement
envahi.

Ce tableau, quelque effrayant qu'il puisse paraître au premier abord, ne sera certainement pas critiqué par les praticiens expérimentés. Pour être même complet, que ne pour-
rais-je encore ajouter en ce qui concerne les fonctions de relations et celles du système nerveux ! Tout ceci n'ajoutant
rien aux considérations que nous voulons en déduire, je
m'abstiendrai d'en entretenir plus longtemps nos lecteurs.

Au début de la grossesse, aux phénomènes sensibles four-
nis par l'utérus d'une part et de l'autre par les seins, l'un
des premiers phénomènes qui se traduit du côté de l'appareil
digestif, c'est l'hypersécrétion salivaire qui, même souvent
aussi, se modifie encore dans ses propriétés physiogéniques,
d'où procèdent ordinairement les autres altérations secon-
daires de la digestion, tels que le pica, le malacia et toutes
les formes de dyspepsies particulières aux femmes grosses.

Qui ne s'empressera donc de parer aussi promptement
que possible à toutes ces manifestations pathogéniques? Mais
c'est qu'il ne suffit pas toujours de le vouloir, le plus difficile est de le pouvoir ; il n'est que trop commun de voir ces
difficultés naître de l'insuffisance même de la nature ou de

l'organisation, et tenir à ce qu'on a trop négligé la santé de la femme avant l'époque de sa fécondation.

Mettant actuellement de côté les troubles maladifs de la grossesse, et ne la considérant plus que dans son état le plus normal, le plus régulier, supposons la femme possédant même le bien-être social qui lui permet de satisfaire aux exigences de la maternité, de se procurer toutes les douceurs de la position.

DES PRÉCAUTIONS A PRENDRE AU DÉBUT DE LA GROSSESSE.

La mère qui veut donner à son enfant une bonne constitution, le doter d'une bonne santé, devra consentir à suivre le régime hygiénique suivant :

Aux premiers symptômes qui traduisent l'existence de la grossesse, la femme, comme je l'ai dit, cesse d'exister pour elle seule ; elle se doit à son enfant et à la société à laquelle elle doit donner des rejetons vivaces et bien conformés. Il faut, en conséquence, qu'elle s'attache scrupuleusement à éviter toutes les circonstances physiques ou morales qui pourraient nuire à la marche régulière de la gestation.

Fuir avec le plus grand soin toutes les impressions morales profondes, car l'exaltation de la sensibilité peut, d'un seul instant, détruire le flambeau de la vie qui vient de s'allumer dans son sein.

Ne pas faire attention aux mille et un contes de ces

femmes enceintes qui ont été victimes d'impressions produites par la vue de monstres par-ci, de phénomènes par-là, que semblent créer à plaisir les commères pour exciter la crédulité générale; enfin se détourner de ces infirmités hideuses qui, malheureusement, se rencontrent trop fréquemment sur les chemins, dans les rues et les promenades publiques; de ces enfants disgraciés de la nature qui sont toujours le résultat de ces imprudences ou des infractions aux règles d'hygiène que nous cherchons à retracer en ce moment.

L'une des plus importantes questions qui regarde la femme qui vient de concevoir, c'est de ne point chercher, par un sentiment de bienséance mal entendue ou de coquetterie hors de saison, à dissimuler sa grossesse par une contrainte intempestive des organes digestifs ou respiratoires.

Elle doit mettre de côté toute servitude sociale et se tenir dans ses vêtements le plus commodément possible sans la moindre constriction thoracique ou abdominale, circonstance qui, en nuisant directement à la mère par la dyspnée qu'elle procure ou les dyspepsies qu'elle peut faire naître, retentira infailliblement sur l'enfant, si déjà elle ne contribue à l'empêcher de s'attacher à l'organe gestateur, si, dis-je, elle ne provoque l'avortement immédiat.

Ce ne sera pas non plus sans importance qu'elle devra éloigner d'elle l'influence septique des substances odorantes qui, en s'opposant à une franche et complète hématose, peut également tuer l'enfant en lui fournissant un sang trop chargé d'acide carbonique, sans compter que cette dernière influence agit aussi trop directement sur les fonctions digestives qu'elle entrave et qui, suspendues ou perverties, sont nécessairement préjudiciables au développement de l'œuf.

Rechercher, en conséquence, un air pur et frais, qui se renouvelle avec la plus grande facilité. Ceci nous conduit à prévenir les femmes dans cette position des inconvénients qu'elles éprouveront de la fréquentation des spectacles, des soirées et de toutes circonstances où l'étiquette et l'encombrement les exposeraient à subir l'influence des conditions antihygiéniques que nous venons de signaler.

Je ne saurais aussi les mettre trop en garde contre cette pratique routinière de porter des flacons chargés de sels ou d'odeurs pénétrantes, qui, sous le vain prétexte de réveiller une stimulation déprimée, de favoriser une respiration difficile, ne contribue qu'à la rendre plus laborieuse encore, et souvent aussi à jeter les individus dans une sorte d'asphyxie plus dangereuse encore pour la mère et pour l'enfant.

Les repas doivent être réguliers et se composer d'aliments de facile digestion; ne pas satisfaire trop légèrement à ces caprices de l'estomac si communs chez les femmes en état de gestation; résister à ces entraînements fantastiques qui les conduisent à faire usage de choses non naturelles et complétement indigestes, telles que fruits acides, viande de porc et autres, de café au lait en particulier, de café en grains, de charbon, de papier et autres substances non digestives. Que l'on se garde d'ajouter foi à ces erreurs accréditées par les ignorants, colportées par le commérage, qui font dépendre les arrêts de développement ou les productions anormales, appelées *nœvi materni*, à la non-satisfaction de ces dépravations des fonctions digestives.

S'il est des circonstances dans lesquelles ces modifications génératrices réveillent les sécrétions intestinales, pulmonaires et autres, il en est d'autres où elles sont presque suspendues, et alors il surgit une foule d'altérations diamétralement opposées, c'est-à-dire qu'il se développe une légère irritation bronchique sans expectoration, une toux sèche, quelquefois quinteuse, convulsive, qui réclame la plus sérieuse attention. Les sécrétions intestinales modifiées, comme je l'ai indiqué, perverties souvent, ne suffisent plus à la régularité des fonctions défécatrices ; il se produit alors des constipations opiniâtres auxquelles il importe de remédier soigneusement, tant par des lavements émollients, laxatifs, que par de légers purgatifs (1) ; sans quoi la gêne produite par l'accumulation des matières fécales comprimant les organes abdominaux, nuirait encore plus à leur fonctionnalité, et la compression mécanique de l'utérus pourrait fa-

(1) Ce ne devra jamais être dans une trop grande proportion, car on sait que la diarrhée conduit aussi fréquemment à l'avortement qu'une trop grande constipation, et que, très-souvent aussi, l'usage exagéré de ces précautions hygiéniques a produit le même inconvénient.

voriser l'avortement. Dans ces sortes de cas, l'usage ménagé de grands bains simples ou alcalins sont très-favorables; car en excitant légèrement les fonctions de la peau, ils contribuent à stimuler doucement et efficacement la vitalité du tube intestinal.

Une des fonctions qu'il est aussi important de surveiller, une de celles qui pèsent d'un très-grand poids dans l'existence de la femme et la rend trop tributaire des convenances sociales, c'est la mixtion urinaire. Le développement démesuré de la vessie, en comprimant la matrice, peut contribuer à l'avortement, mais il peut aussi amener la paralysie de cet organe, et chacun sait quel affreux cortége symptomatique développe la maladie de cet appareil d'excrétion.

DES DEVOIRS CONJUGAUX CHEZ LA FEMME GROSSE.

Je ne terminerai pas cette énumération des conditions hygiéniques de la femme enceinte sans parler de l'influence que peut exercer chez elle l'abus ou l'absence des devoirs conjugaux. L'exagération doit nécessairement avoir ses inconvénients. Mais est-ce à dire qu'une femme chez laquelle les fonctions génératrices sont en pleine activité doive nécessairement renoncer à ses devoirs d'épouse ? Je ne le crois pas. Où serait d'ailleurs la morale, et à quelle nécessité nous réduiraient les lois matrimoniales?

Si, en définitive, on veut bien réfléchir à certaines considérations physiologiques particulières, ne pourra-t-on légitimement admettre que l'accomplissement de ces fonctions ne soit préférable à leur suspension absolue?

Combien ne trouve-t-on pas de femmes qui sont précisément plus lascives, plus portées à cet acte pendant la grossesse? Croyez-vous donc que la privation des sensations intimes qui y sont attachées ne puisse contribuer à favoriser le développement de ces symptômes hystériformes dont la reproduction trop fréquente pourrait entraîner l'avortement.

Et d'autre part la satisfaction convenablement ménagée de ces stimulations génésiques ne seront-elles donc pas de nature à développer la vitalité de l'organe utérin, à y concentrer toute l'activité fonctionnelle dont il a besoin pour mener à point la fonction dont il est le siége? Pour ma part, je suis porté à penser qu'une abstinence trop rigoureuse peut et doit avoir au moins autant d'inconvénient qu'un usage exagéré.

DES BAINS.

Si quelques auteurs se sont effrayés de l'influence des bains, dans les premiers mois de la grossesse, cela n'a pu venir que de l'abus qu'en ont fait certaines femmes qui souvent portent tout à l'excès. Mais dans l'immense majorité des cas, et à moins de certaines conditions physiologiques spéciales et individuelles, les bains tièdes simples ou alcalins m'ont paru des plus favorables dans les débuts de la gestation.

DES EXERCICES.

Pour ce qui concerne l'exercice et le sommeil, il est bien certain qu'une femme nouvellement enceinte doit éviter les grandes fatigues, qu'elle ne doit porter aucun fardeau et se livrer à aucun exercice qui nécessite un grand déploiement de force. Dans ces cas et pour quelques-unes d'entre elles, elles doivent renoncer à la danse et surtout à la valse, s'abstenir de chanter, et cette dernière précaution est d'autant plus importante que non-seulement les efforts de la voix peuvent nuire à l'enfant par le fait des mouvements de toute la machine, par les suspensions quelquefois trop prolongées de la respiration, ce qui peut provoquer l'asphyxie du fœtus; mais encore par une autre raison qui intéresse la mère seule, c'est que, dans ces conditions, si elle jouit d'une voix agréable et juste, elle la compromet d'une manière très-grave. En effet, c'est que la voix mue considérablement, comme on le dit, pendant la grossesse.

Parlerai-je, enfin, de l'inconvénient qui résulte de l'exercice de la voiture, de l'escarpolette, du cheval, etc., etc.

Les femmes connaissent, aussi bien que nous, l'influence de ces diverses causes sur la production réitérée des avortements; elles savent qu'une fois provoqués par l'une de ces causes, ils ont la plus grande tendance à se reproduire et à frapper certaines femmes d'une véritable stérilité.

Nonobstant, il ne faut pas croire que l'exercice doive être proscrit de l'hygiène des femmes grosses ; ce serait incontestablement tomber d'un mal dans un plus grand. Mais, toutes choses égales d'ailleurs, il doit être réglé d'après l'état de santé des femmes, leur degré de force ou de faiblesse et surtout en raison des habitudes. Vouloir condamner au repos une femme bien portante, habituellement active, ce serait incontestablement la placer dans les plus mauvaises conditions pour elle et pour son enfant.

On voit, par tout ce que nous avons exposé dans ce chapitre, combien les fonctions de la femme grosse méritent l'attention du médecin ; il n'y a pas jusqu'au moment et la durée du repos qu'elle doit prendre qui ne l'intéresse aussi. Nous allons terminer par l'exposé de ces considérations.

. La femme enceinte doit coucher dans une chambre spacieuse, aérée autant que possible, exposée au midi ou au moins à l'est.

Son lit ne doit être ni trop mou ni trop dur ; elle doit éviter d'y être trop couverte ou de ne point l'être assez ; ne conserver, pendant la nuit, aucun compresseur de la taille, de la poitrine ou du col ; voire même des jambes, comme bas et jarretières ;

Ne point s'étouffer sous ces monstrueux édredons qui interceptent l'air et la lumière ; tenir les rideaux du lit ou de l'alcôve suffisamment écartés pour donner un libre accès à l'air et à la lumière;

Se coucher d'assez bonne heure pour pouvoir également se lever assez tôt, car le sommeil pris au début de la nuit vaut mieux que celui que l'on goûte le matin, au détriment du jour. La durée moyenne du temps à passer dans son lit doit varier, pour la femme bien portante, entre sept heures et neuf heures au plus, principalement s'il est complétement employé à dormir.

Le séjour prolongé au lit sans dormir a plus d'inconvénient que ne semblent le croire certaines femmes et, entre autres, les femmes du grand monde; elles y contractent des habitudes de mollesse incompatibles avec les exigences ultérieures de la maternité; elles s'y échauffent et se disposent à une sorte de transpiration forcée et permanente qui peut bien avoir ses inconvénients dans le présent comme dans l'avenir. Souvent elles s'y énervent et favorisent ainsi l'apparition de certains phénomènes hystériformes, sur lesquels j'ai déjà appelé l'attention des mères de famille, et, en particulier, des médecins appelés à leur donner des soins.

CHAPITRE V.

DE L'ALLAITEMENT DES ENFANTS ET DU CHOIX DES NOURRICES.

———

Jusqu'à présent nous n'avons eu qu'à étudier les rap-ports plus ou moins directs qui rattachent la mère à l'enfant et réciproquement. Jusqu'à la naissance, l'enfant trouve tout préparés les éléments de son alimentation et, par conséquent, de son développement. Mais, à son arrivée à la lumière, je veux dire à la sortie du sein de la mère, les choses vont changer. Et si nous nous sommes montré très-scrupuleux sur l'étude des phénomènes de la vitalité intrà-utérine, nous ne devons pas nous montrer moins soucieux des autres conditions dans lesquelles vont se trouver la mère et l'enfant, une fois que ce dernier aura franchi les périls auxquels l'expose le passage d'une existence purement végétative à une autre où il doit peu à peu acquérir la liberté de ses mouvements et présider à l'accomplissement de ses actes.

Si j'ai pensé à traiter cette question avant de m'occuper des soins à donner à l'enfant au moment de sa naissance, et de ceux non moins importants à donner à la mère, pendant le travail de la parturition, c'est que, dans l'intérêt des deux, on doit toujours s'inquiéter, avant l'accouchement, du mode auquel on donnera la préférence pour l'alimentation du nouvel être.

Cette précaution tire son importance de ce précepte d'Hippocrate, qui dit : « Car, comme les tissus du corps changent avec l'âge et par le fait du régime que l'on suit, » on doit comprendre l'intérêt qui doit s'attacher au choix d'une bonne nourrice, et du soin que l'on doit prendre de lui inculquer les meilleures règles à suivre pour l'accomplissement du devoir qu'elle accepte. Gardez-vous de répéter qu'il faille renoncer à leur indiquer ce qui serait convenable qu'elles fissent, car elles ne le feront certainement jamais. Les bonnes traditions ont plus de peine à se propager que les mauvaises, raison de plus pour y revenir à satiété.

Cette question est, en effet, assez complexe et doit être décidée, en général, avant toute autre.

1° La mère nourrira-t-elle son enfant?

2° Sera-t-il élevé par une nourrice étrangère? Dans ce cas, le choix doit en être fait avant la naissance.

3° Enfin, serait-il préférable, par une cause quelconque, de lui donner le biberon?

Nous allons successivement étudier ces trois modes d'alimentation avec leurs avantages et leurs inconvénients.

ARTICLE Ier.

DE L'ALLAITEMENT PAR LA MÈRE.

———

Ce mode d'alimentation étant le plus naturel, le plus légitime et tout à la fois le plus profitable aux enfants, voyons comment on doit y procéder.

Tous les traités d'hygiène appliquée à l'éducation des nouveau-nés, tous les auteurs qui se sont occupés de l'éducation physique et morale de l'homme, ont suffisamment démontré l'utilité de ce mode d'alimentation par la mère. En effet, quel aliment peut être plus en harmonie avec le développement, avec l'idiosyncrasie de l'enfant, que le lait préparé par les mamelles de celle qui lui a donné le jour, de celle au sein de laquelle il a, pendant neuf mois au moins, puisé les éléments de son développement embryonnaire et fœtal. Il retrouve alors les mêmes éléments primordiaux, des fluides plus homogènes, plus appropriés à la vitalité de l'estomac. Mais, dira-t-on, il est des femmes chez lesquelles les sécrétions, et particulièrement celle du lait, sont pauvres et par contre insuffisantes à l'alimentation de leur enfant. Ces cas sont plus rares qu'on ne le croit généralement, et quand ils se rencontrent, ils constituent précisément l'une de ces conditions dans lesquelles on doit décider à l'avance le mode particulier d'alimentation auquel on aura recours, entre la nourrice étrangère ou le biberon.

Je dis que ces cas sont rares, et c'est très-vrai, car les impossibilités invoquées dans la majeure partie des cas proviennent plutôt du caprice de certaines femmes qui, effrayées des sujétions que cette mission doit leur imposer, préfèrent abandonner leur enfant aux soins d'une nourrice mercenaire, sans s'inquiéter des conséquences plus ou moins funestes qui doivent en résulter pour leur avenir; elles sont alors, comme dit Rousseau, des mères pour la forme et non pour le fond. Elles ne sont que des demi-mères; elles ne savent généralement aussi à quel châtiment elles s'exposent.

Mais si, d'une part, elles s'exposent aux conséquences de cette indifférence, elles se privent aussi d'une foule de compensations, de celles que les peintures les plus attrayantes, les plus éloquentes, ne peuvent reproduire; en un mot, il faut avoir élevé son enfant soi-même, et la chose est cent fois plus facile qu'on ne le pense, pour savoir tout ce qu'a de charme le bonheur d'être mère et nourrice. Les impossibilités physiques, celles qui résultent du défaut de constitution de la mamelle ou de ses annexes viennent trop souvent de la négligence des règles d'hygiène prescrites à ce sujet; du défaut de soin de l'accoucheur ou de la sage-

femme, qui ne se sont pas enquis assez à l'avance de la conformation de ces appareils, et qui n'ont pris aucune précaution pour y remédier avant la succession des phénomènes
de la fièvre de lait, et alors, ordinairement, il est trop tard
ou trop difficile. Toutes ces précautions devaient nécessairement faire partie de ces soins à donner à la mère avant et
pendant la grossesse.

La plus capitale de toutes ces difficultés provient assez
communément de la mauvaise habitude où sont la plupart
des jeunes mères de ne présenter le sein à l'enfant que vingt-
quatre ou trente-six heures après l'accouchement; les seins
sont alors beaucoup trop distendus, le mamelon se développe avec peine et l'enfant ne peut le saisir et en exprimer
le lait déjà en partie coagulé.

Quant aux impossibilités dérivant de la constitution des
mères, elles sont, comme je l'ai dit, moins communes qu'on
ne le croit, et, en cet état de choses, la mère vaut souvent
mieux encore qu'une plus mauvaise nourrice; car, si l'on y
réfléchit un peu, que va-t-il se passer dans l'estomac d'une
de ces chétives créatures, à laquelle vous allez, aussitôt sa
naissance, confier un lait plus ou moins âgé, plus complet,
chargé de principes caséeux et butireux? Ce qui arrivera,
chacun le pressent, c'est que cet aliment trop lourd pour ce
frêle estomac sera rejeté, sera mal digéré; l'enfant confié
aux soins d'une belle et bonne nourrice dépérira, s'étiolera,
et on accusera la nourrice de négliger son enfant ou de n'a-

voir pas un lait assez nutritif. Elle encourra alors les récriminations de toute une famille; elle se trouvera en butte à toutes les imputations vexatoires de sa condition.

Pour remédier à la première de ces impossibilités provenant du défaut de conformation du mamelon, il faut veiller attentivement pendant la grossesse à ce qu'aucune compression ne s'exerce sur le sein ou le mamelon; à ce que cet appareil jouisse constamment d'une liberté complète; de pourvoir à l'inertie du mamelon antérieurement à l'accouchement, par de légères excitations physiques, par des frictions ménagées qui tendent à réveiller l'érectibilité du bout de sein. A cet effet, on peut même exercer une succion anticipée, ou y procéder par l'application de petites ventouses, mais alors avec la plus minutieuse précaution, pour ne pas produire de douleur et l'apparition d'ecchymoses qui seraient, dans certaines circonstances, susceptibles de nuire à l'établissement de la fonction que l'on veut faire naître.

Les impossibilités les plus légitimes sont, à coup sûr, celles qui résultent de l'existence chez la mère d'une de ces maladies organiques ou spécifiques dont la transmissibilité est plus ou moins directement établie, et encore faudrait-il bien réfléchir, même dans les cas de ce genre; car, ou l'enfant est déjà solidaire de l'affection maternelle par le fait de la vie fœtale, et alors, comme je le disais tout à l'heure, il présente une idiosyncrasie particulière qui doit faire rechercher pour lui une nourriture plus en harmonie avec sa constitution originelle, avec la force ou la faiblesse de son organisation, et mieux vaut souvent dans ces cas modifier lentement et progressivement le mode d'alimentation que d'aborder précipitamment une nourriture trop diamétralement opposée à son état physique et organique, à son existence essentiellement maladive; ou bien, il est entaché d'une de ces affections spécifiques qui, elle aussi, réclame un genre particulier d'alimentation qu'il est souvent plus facile de faire arriver par l'intermédiaire de la mère que par l'intervention d'une nourrice étrangère bien constituée, ou par l'usage du biberon chargé d'un lait plus ou moins médicamenteux.

Les expériences pratiquées sur une vaste échelle par M. le docteur Labourdette serviraient au besoin à confirmer notre manière de voir à ce sujet.

Dans cette nouvelle supposition, à quel danger n'allez-vous pas exposer l'enfant? C'est peu, direz-vous, puisque sa viabilité est déjà fort compromise; et cependant, il peut y avoir souvent grand intérêt pour la famille, voire même pour la société, à préserver cet enfant des chances d'une alimentation intempestive ou trop riche.

Mais aussi, d'autre part, à quelles conséquences allez-vous exposer cette nourrice mercenaire qui ignore les résultats d'un contact impur sur son sein vierge de toute maladie de ce genre. Prenez-y garde, la faute peut bien vous en être attribuée, et les désordres ultérieurs de cette alimentation vont compromettre et la nourrice et l'enfant.

Je m'abstiendrai de parler de ces impossibilités tirées des dispositions particulières aux familles, aux conditions commerciales, aux habitations, etc., etc. Elles sont toutes plus futiles les unes que les autres et ne méritent pas que nous nous y arrêtions plus longtemps. Élevez vos jeunes filles dans l'observation de ces bonnes et saintes pratiques, et bientôt toutes ou presque toutes s'y résigneront; elles y trouveront une satisfaction bien légitime, une véritable récompense, dans la santé de leurs enfants.

DE L'ALIMENTATION DE L'ENFANT PAR UNE NOURRICE
ÉTRANGÈRE.

Mais une fois admise la question d'opportunité de confier son enfant à une nourrice étrangère, reste à spécifier les conditions les plus importantes pour le choix de cette personne.

Nous n'avons encore, à ce sujet, qu'à nous associer à tous ceux qui ont tracé le tableau de ce qu'on est convenu d'appeler une bonne nourrice, à savoir :

Qu'elle doit, autant que possible, être en rapport d'âge, de caractère et de tempérament avec la mère de l'enfant, ou au moins que la transition soit aussi ménagée que faire se pourra ; car rien n'est moins que prouvé qu'on arrive à corriger la constitution d'un enfant par le fait d'une nourrice plus directement opposée au tempérament et à la constitution de la mère, bien qu'il soit admis en principe que telle sera la nourrice, tel pourra être l'enfant. Oui, mais à de certaines conditions que nous étudierons, quand nous nous occuperons du mode suivant lequel on doit procéder à l'allaitement soit naturel, soit artificiel.

Il convient qu'elle présente tous les attributs d'une bonne santé, d'un caractère aussi gai que possible, sans excès, d'un commerce facile, ne se livrant à aucun déréglement de son sexe ou à celui des liqueurs fortes, etc., etc.

Tenir, par-dessus tout, à ce qu'elle consacre ses moments au soin du jeune nourrisson ; qu'elle n'en nourrisse jamais plusieurs à la fois ; qu'elle ne se livre à aucun travail pénible ou à des occupations malsaines.

Exiger qu'elle se nourrisse convenablement, sans excès ; qu'elle ne change rien à son genre de vie habituelle.

Éviter de lui faire contracter l'usage d'une alimentation plus abondante, plus riche ; car chacun sait l'influence qu'exerce l'aliment sur la composition du lait, au point de communiquer des qualités délétères ou aromatiques spéciales qui permettent de reconnaître la présence de ces principes. Qu'elle ne change donc point son habitude à cet égard, comme il arrive trop communément aux nourrices qui se placent sur lieux, principalement dans les grandes villes, et à Paris en particulier, où l'alimentation est souvent trop animalisée, trop excitante et trop échauffante pour les femmes de cette condition.

Attacher la plus grande sévérité à constater qu'elles ne portent le symptôme d'aucune affection siphylitique, cancéreuse ou autre, dont la transmissibilité pourrait être plus ou moins facile.

A cet effet, il ne faut pas craindre, quand on fait choix d'une nourrice, d'exiger d'elle qu'elle subisse un examen complet de la part du médecin ou de la sage-femme, afin de s'assurer qu'elle ne cache aucun symptôme maladif.

Quant aux autres règles d'hygiène concernant les nourrices, elles ne sont pas moins importantes et se résument, en définitive, tout aussi scrupuleusement que pour les femmes enceintes, à savoir: dans l'observation du sommeil, de la veille, des exercices. Les impressions morales sont peut-être plus à considérer chez les nourrices qu'on ne le pense généralement ; car elles modifient très-profondément les fonctions galactogènes, témoins ces nombreuses observations de nourrices chez lesquelles des contrariétés, la joie ou la colère ont suffi pour déterminer des symptômes graves chez les nourrissons qui leur étaient confiés. Nous nous en occuperons en étudiant l'alimentation considérée dans ses rapports avec le développement de l'enfant et la manière d'y procéder.

Des qualités du lait chez les nourrices.

Pour ce qui concerne les qualités du lait, on a beaucoup écrit et discuté sur ce chapitre, et toutes les observations qui ont été consignées dans les traités spéciaux, ont enseigné de fort bonnes choses, sans doute; mais tous, ou presque tous, ont perdu de vue le but qu'ils se proposaient. Car, comment voulez-vous que l'on puisse poser des règles invariables, des données précises sur les qualités des différents laits, quand vous venez précisément de poser en principe qu'il fallait faire choix d'un lait le plus en harmonie avec la force ou la faiblesse du sujet, avec le tempérament originel de la mère, etc., etc.

Il ne peut donc, dans ces circonstances, y avoir que le jugement du médecin qui doit déterminer sur le choix à faire, et souvent telle nourrice qui peut paraître moins bonne qu'une autre, dans telle condition donnée, vaudra mieux que telle autre qui aurait été jugée plus favorable. Je le répète, tout cela est une affaire d'appréciation particulière, pour laquelle on ne peut donner que des indications vagues et générales dans un travail de cette nature.

Le lait considéré, abstraction faite des individus auxquels il est destiné, est la première nourriture des jeunes mammifères ; il est aussi le plus précieux aliment de l'homme, surtout à sa naissance, prééminence qu'il doit particulièrement à la variété des éléments qui le composent, et qui en fait le plus parfait des aliments.

En effet, quelle que soit sa source et à quelques variétés individuelles particulières près, il est essentiellement composé de :

1° Caséine, matière azotée, organisable, maintenue en dissolution à la faveur d'un alcali, et capable de produire tous les tissus de l'économie ;

2° Une matière grasse très-divisée et suspendue à l'état

de globules, qui, en se réunissant à sa surface, donne naissance à la crème, et par suite au beurre ;

3° Du sucre de lait ou lactine ;

4° Certains sels, dont quelques-uns entrent dans la composition du sang, et d'autres, comme le phosphate de chaux,
concourent au développement de la charpente osseuse. Il
contient, en définitive, de l'eau en proportion très-variable,
une matière grasse tenue en suspension à l'aide du caséum,
une quantité d'albumine variable comme beaucoup d'autres
matières hétérogènes, qui peuvent accidentellement s'y
rencontrer, par le genre spécial d'alimentation auquel aura
été soumis l'animal qui l'aura fourni.

L'une des raisons qui, par conséquent, peuvent faire varier les qualités du lait, ainsi que sa quantité, c'est, comme
on le voit, l'alimentation. C'est pour cette raison que le lait
des vaches qui sont nourries de substances sèches, dans les
étables de Paris, est moins abondant que celui que fournissent les animaux conduits au pâturage.

Les nourrisseurs, pénétrés de cette observation rigoureuse, cherchent généralement à pourvoir à cet inconvénient, par la précaution de faire boire assez abondamment
la vache, une demi-heure avant la traite. C'est une façon
assez adroite d'augmenter la quantité absolue du lait sans
le falsifier manuellement. En s'appuyant sur ces données
de pratique commerciale, nous serons autorisé à recommander aux mères-nourrices de ne donner à téter à leurs

enfants qu'après un certain laps de temps du repas, et de ne pas, dans certains cas particuliers, se laisser aller à absorber de trop grandes quantités de boissons aqueuses, pendant leurs fonctions de nourrices.

Je ne m'arrêterais point à discuter ici toutes les prétendues sophistications dont le lait de vache est le sujet de la part des nourrisseurs ; la plupart de ces falsifications ayant été l'objet de travaux spéciaux du genre de celui que nous a fourni la thèse de **M. Adrian**, auquel nous avons emprunté les considérations précédentes. Ce qu'il nous importe d'établir dans ce travail, c'est de faire comprendre l'analogie plus ou moins complète qui existe entre le lait de vache, d'ânesse et celui de la femme.

ARTICLE III.

DE L'ALIMENTATION DE L'ENFANT PAR LE BIBERON.

Nous arrivons enfin à l'allaitement artificiel au moyen du biberon.

Ce mode d'alimentation, sans offrir tous les avantages du précédent, ne mérite cependant pas toutes les diatribes dont il a été l'objet. La plupart des reproches qu'on lui a adressés viennent plus communément du défaut de connaissances nécessaires de la part de ceux qui l'ont employé. Il est certainement loin d'être aussi pernicieux que certains praticiens se sont plu à le dire ; mais, pour cela, il faut en bien comprendre le mécanisme et y procéder avec les plus grandes précautions. Il offre même, en certains cas, cet avantage sur le précédent, c'est qu'on peut non-seulement faire choix du principe alimentaire, et que, dans d'autres cas, il se prête bien plus facilement à l'introduction des aliments médicamenteux dont on peut avoir besoin pour la nature de ces altérations originelles ou acquises que l'on veut combattre.

De la manière dont on doit procéder à l'alimentation artificielle dite au biberon.

Je m'abstiendrai de décrire la multitude des appareils plus ou moins compliqués qui ont été inventés pour cet usage. En général, le plus simple est toujours le meilleur ; il peut uniquement consister en une bouteille en verre assez épais, comme le sont les biberons Darbo ou ceux de Charrière. Ces conditions d'épaisseur ne sont pas sans importance, tant au point de vue de la solidité qu'à celui de la conservation du calorique. Ces bouteilles, d'une capacité de 250 à 300 grammes, sont plus faciles à manier que si elles étaient plus grandes, et, d'ailleurs, c'est en général le maximum de liquide qu'on puisse impunément confier à l'estomac des jeunes enfants.

L'orifice de ces appareils doit être assez considérable pour recevoir un bouchon dont le centre puisse être percé d'un ou de plusieurs trous, et dont la partie extérieure puisse supporter une sorte de mamelon de deux à trois centimètres de longueur, d'un centimètre et demi de circonférence à sa base, terminé en pointe lisse et mousse, revêtu ou non d'une baudruche ou d'un tissu élastique aussi inattaquable que possible à l'action dissolvante du lait et de la salive. Il ne doit être ni trop long ni trop volumineux, afin d'être facilement pris par la bouche de l'enfant, et pouvoir y être retenu par le seul effort des lèvres. Les conduits à travers

lesquels le liquide doit passer pour arriver dans la bouche
de l'enfant, doivent être d'un calibre moyen de deux à trois
millimètres, de façon à permettre un passage ni trop facile,
ni trop difficile. Il importe beaucoup que le bouchon soit
muni d'un canal particulier donnant passage à l'air qui doit
combler le vide que la succion de l'enfant doit opérer dans
la bouteille. Toutes ces conditions convenablement ménagées, voyons comment il convient de procéder à l'alimentation du nouveau-né.

Il est de la plus grande importance que cet appareil soit constamment tenu avec la plus extrême propreté;
que l'on n'y laisse jamais séjourner ni refroidir du lait d'un
repas sur un autre ; de ne point laisser le lait s'encrasser
dans les conduits destinés au passage du lait ou de l'air, ni
dans aucune des fissures ou pièces d'agencement qui peuvent constituer le bouchon mamelonné. Une fois toutes ces
conditions parfaitement comprises et scrupuleusement ob-
servées, il ne reste plus qu'à procéder au maniement de
l'appareil.

Quand on veut donner à boire à l'enfant au moyen du
biberon, on commence par le remplir du liquide destiné à
l'alimentation; les qualités et les proportions de ce véhicule
doivent nous occuper un instant. C'est dans la manière de
le composer, de le tenir à la même température, de lui
donner constamment, ou à peu de chose près, les mêmes

éléments proportionnels de densité, que reposent toutes les difficultés de l'alimentation artificielle.

Pour remplir toutes ces indications, on doit, autant que possible, tenir à se procurer le lait du même animal, de la même vache, par exemple ; attacher une grande attention à ce qu'elle soit traite aux mêmes heures et toujours dans les mêmes conditions ; veiller avec la plus minutieuse sévérité à ce que le lait ne soit pas falsifié par des mélanges hétérogènes, par des additions de traites antérieures, etc., etc.; qu'il ne soit point additionné d'eau dans des proportions trop variables.

Dans ces conditions, le lait de la vache constituerait, dans l'immense majorité des cas, pour l'enfant auquel il est destiné, un aliment trop lourd, trop abondant, et, par contre, peut-être indigeste. Pour le rapprocher des conditions d'assimilation nécessaire à la faiblesse de l'organe digestif, on est communément dans l'habitude de le couper au début, avec une légère décoction de gruau, ce qui contribue à modérer les qualités nutritives de ce produit de sécrétion, tempère ses qualités accessantes ou autres, et permet de le mettre en conformité plus grande avec l'activité fonctionnelle du ventricule. Une circonstance de la plus haute importance réside dans l'addition à ce mélange d'une proportion déterminée du principe édulcorant ; c'est là une de ces questions qui méritent toute l'attention des mères, des nourrices et des médecins.

*De l'usage du sucre dans l'alimentation artificielle
des enfants.*

Si le lait de la mère contient, en si minimes proportions
qu'il faille le chercher, cet agent édulcorateur, le lait de
vache pur en contiendra peut-être plus qu'il ne convien-
drait ; mais lorsque ce dernier a subi l'addition de l'eau de
gruau ou autre, les conditions de sapidité et d'odeur pourraient bien n'être pas suffisamment développées, et c'est
très-communément dans cette composition que se heurtent
les opérateurs. Soit qu'ils mettent une plus ou moins grande
proportion de principe sucrant, et cela en raison de l'usage
ou de l'ignorance des principes hygiéniques qui les dirige,
il convient, avant tout, de se mettre en garde contre ces
axiomes populaires, comme celui-ci : « Le sucre est le
« meilleur aliment, le plus doux et le plus agréable à l'en-
« fant ; il ne fait, d'ailleurs, mal qu'à la bourse des pa-
« rents. » Erreur capitale, contre laquelle je ne cesserai
de m'élever, et pour cause !

Car si l'on tient compte des observations de Magendie et
d'autres physiologistes, on demeure convaincu que certains
animaux, et le chien en particulier, n'ont pu résister au delà
de trente à trente-cinq jours d'un régime exclusivement
sucré ; que cette alimentation a contribué à déterminer un
ensemble de phénomènes morbides qui se sont constam-

ment montrés identiques : ramollissement de la cornée, ulcération et perforation, mort ; et, à l'autopsie, on ne manquait jamais de rencontrer des excoriations analogues de la muqueuse intestinale, quand l'animal avait pu résister au progrès du mal avant qu'il ne vînt une perforation intestinale.

Sans même chercher à attribuer au sucre les conséquences que certains observateurs ont cru devoir lui imputer dans la carie des dents et le développement de la phthisie et du ramollissement des os (rachitisme), et en particulier de la scrofule, je ne saurais passer sous silence l'influence médiate qu'il peut avoir et qu'il a effectivement par sa présence dans les aliments des enfants, car tout le monde est à même d'apprécier combien sa sapidité engage les enfants à prendre des aliments qui, sans lui, seraient indifférents et même refusés.

C'est par cette circonstance que vous entendrez les médecins consciencieux et prévoyants refuser aux jeunes enfants les gâteaux et pâtisseries, les aliments trop sucrés, parce qu'indépendamment de l'inconvénient qui peut résulter de sa présence dans l'estomac, il est notoire que cet agent contribue puissamment à déranger la fonctionnalité du tube intestinal, soit en exagérant les propriétés de sécrétion, soit en les retardant d'une manière très-évidente : circonstances qui, dans un cas comme dans l'autre, tendent à troubler l'équilibre physiologique et à susciter une foule d'accidents trop communs chez les enfants à la mamelle.

Par conséquent, si le lait, qui doit exclusivement composer l'aliment des nouveau-nés, est chargé en trop grande proportion de sucre, il les excite à ingérer des quantités exagérées de cet aliment. La distension de l'estomac, son défaut de réaction provoqueront des indigestions réitérées, entraîneront le cortége des accidents maladifs, auxquels, vous le savez, les enfants à la mamelle sont le plus prédisposés.

De la température du lait comme aliment.

Avant de quitter la question de l'allaitement artificiel et, en particulier, de l'usage du biberon, j'appellerai l'attention du médecin sur la dernière et la plus capitale des conditions qui peuvent rendre facile et innocent l'usage de cette nourriture mixte. C'est le degré de calorification du mélange destiné à l'alimentation de l'enfant, Rien, en effet, ne me paraît plus important que de tenir cet aliment au même degré de température ; car, en raison de sa délicatesse, de sa susceptibilité, l'estomac ne saurait toujours réagir assez énergiquement contre l'insuffisance de ce calorique dans certains cas et contre son exagération dans certains autres moments. Ces alternatives ne peuvent que contribuer à sa fatigue et nuire, par contre, d'autant à son activité fonctionnelle. Dans l'un comme dans l'autre de ces cas, il peut provoquer chez l'enfant un certain malaise qui ne manque pas de lui arracher des cris, auxquels la sollicitude des mères et des nourrices même les mieux intentionnées, les plus intelligentes, ne sait remédier que par une nouvelle ingestion de l'aliment provocateur du malaise. C'est contre cette pratique routinière que les médecins doivent particulièrement s'élever.

Usage du bain-marie et du thermomètre.

Pour prévenir l'inconvénient des alternatives de température, je ne connais pas de meilleur moyen que celui qui consiste à tenir le biberon chargé du liquide préparé pour l'alimentation de l'enfant dans un bain-marie maintenu au même degré de température à la faveur d'une lampe à l'huile, convenablement organisée sur une veilleuse suffisamment distante du récipient chargé de l'eau destinée à la concentration du calorique. De cette façon, le mélange alimentaire est constamment tenu à une égale température, et l'estomac, ainsi pourvu du même liquide présentant toujours les mêmes qualités physiques et chimiques, les proportions en rapport avec son activité physiologique, ne subira pas toutes ces alternatives qui ne manquent jamais de le fatiguer et de nuire au but même de la fonction.

Je vais même jusqu'à conseiller, tant cette précaution me paraît indispensable, de tenir un thermomètre dans le bain-marie pour s'assurer d'une manière permanente et irrécusable de la température.

En veillant d'une manière attentive et constante à l'accomplissement de toutes ces conditions particulières de l'alimentation artificielle par le biberon, je n'hésite pas à dire que, dans l'immense majorité des cas, on réussira, tout aussi efficacement que possible, au développement de l'enfant, et que ce procédé, qui offre au médecin la facilité de pouvoir médicamenter, au besoin, l'aliment de l'enfant, présente d'immenses avantages sur l'allaitement par une nourrice étrangère avec tous les inconvénients que nous avons signalés.

Pour ma part, j'ai ainsi dirigé, à Paris même, les soins de plusieurs enfants élevés au biberon, et tous jouissent aujourd'hui de la plus belle et de la plus forte constitution. Les différentes phases de la dentition ne se sont pas moins régulièrement et moins facilement accomplies que chez beaucoup d'autres enfants élevés concurremment sous mes yeux par leurs mères ou des nourrices mercenaires.

De tout ce qui précède, on peut naturellement conclure que la meilleure manière d'élever les enfants, tant dans leur propre intérêt que dans celui des mères, consiste dans l'alimentation par le sein ; que le choix des nourrices réclame des soins tout particuliers ; que les règles hygiéniques auxquelles elles doivent se soumettre sont aussi importantes que possible, aussi sévères que pour les mères, sinon plus ; et qu'en ce qui concerne les qualités du lait, c'est le plus ordinairement une affaire d'appréciation toute spéciale qui res-

sort des conditions physiques et physiologiques du nouveau-
né, ajoutons que la mode, qui des pays étrangers a, peu à
peu, pénétré chez nous, de choisir des nourrices nègres, en
raison de la plus grande quantité de lait qu'elles fournissent,
n'a rien que l'observation pratique puisse justifier d'une manière absolue et générale.

Le succès du mode d'alimentation, tout en dépendant des
qualités du lait, dépend plus encore, à notre avis, de la
sagesse et de la méthode avec laquelle on y procède, en
définitive, en présence des considérations impérieuses ou
facultatives qui constituent les incapacités de certaines femmes à nourrir elles-mêmes leurs enfants, on peut, tout aussi
légitimement et d'une manière tout aussi favorable, recourir à l'allaitement artificiel du biberon qu'à l'intervention
des nourrices mercenaires, pourvu toutefois que, dans l'un
comme dans l'autre de ces cas, l'on s'entoure de toutes les
précautions que déjà nous avons signalées pour le maniement
du biberon, et de toutes celles que nous énumérerons ultérieurement quand nous étudierons en détail la question spéciale de l'alimentation de l'enfant au sein de la mère.

CHAPITRE VI.

Ce n'est point encore assez pour la mère d'être restée
270 à 280 jours (environ neuf mois) sous le coup des mille
péripéties de l'état de grossesse, de s'être condamnée plus
ou moins religieusement à l'observation des règles diététi-
ques que nous avons formulées. Cette période accomplie,
les devoirs de la maternité, au lieu de se simplifier, ne font
au contraire qu'acquérir une plus grande importance, exiger
de la mère une sollicitude plus journalière, basée sur de nouvelles connaissances qu'elle ne peut recevoir que du médecin appelé à diriger les soins que réclame le nouveau-né.

En effet, c'est à ce moment que l'enfant, ayant acquis tout
le développement dont il était susceptible dans son état fœtal, ne trouve plus dans ses rapports utérins les éléments
nécessaires à son développement ultérieur et capable d'entretenir les fonctions organiques qui demandent encore à
s'accroître et à se multiplier. Son estomac, nécessairement
devenu plus fort, demande à recevoir des aliments plus so-

lides ; son poumon, mieux développé, ne peut se suffire d'un sang à demi hématosé ; il lui faut un air plus oxygéné ; sa circulation devenue plus active, va aussi change; de rhythme; toutes les fonctions vitales, en un mot, vont se manifester d'une manière plus complète, plus indépendante.

Mais aussi quelles difficultés, quels dangers vont encore, dans ce passage d'une vie à une autre, mettre en question la santé de la mère et celle de l'enfant ! Cette séparation, toute naturelle, toute physiologique, ne peut se faire sans secousse et sans quelque peine pour l'un comme pour l'autre. Mais, comme les considérations que nous aurions à décrire en ce moment sont spécialement du domaine des accoucheurs, je me garderai de chercher à initier les jeunes mères aux trop nombreuses circonstances qui peuvent rendre cette fonction périlleuse pour elles ou pour l'enfant.

Laissons-leur les trop douces illusions qui leur font entrevoir l'accouchement comme le terme nécessaire et indispensable à cette situation de contrainte, comme le moment où elles vont jouir de ce bonheur ineffable de presser dans leurs bras ces tendres rejetons qui sont la consolation temporaire de toutes les souffrances de l'accouchement, et qui les bercent dans ces rêves enchanteurs d'une maternité sans nuage et sans orage.

Il sera toujours assez temps pour elles d'apprendre à juger des éventualités de la situation par les épreuves de chaque période.

Nous nous restreignons donc dans l'énumération des soins plus spéciaux qu'il importe de prodiguer à l'enfant aussitôt son avénement à la lumière, soins qui, d'une manière ou d'une autre, incombent nécessairement à la mère, surtout quand elle accepte sa mission dans toutes ses conséquences, quand elle ne se condamne pas à n'être mère qu'à moitié ; je veux dire, quand elle consent à élever elle-même son enfant jusqu'à ce que ce dernier puisse pourvoir, en partie, à ses propres besoins, jusqu'à un an ou deux environ.

Précautions à observer pendant l'accouchement.

Pendant le travail de l'accouchement, il est des précautions nécessaires que la mère doit observer, tant dans son propre intérêt que dans celui de l'enfant auquel elle doit donner le jour, comme par exemple, d'éviter les causes qui peuvent retarder le travail ou en compromettre le succès. On doit, particulièrement, pendant ce moment, éviter toutes espèces d'impressions physiques ou morales ; s'abstenir de raconter, devant la patiente, ces mille et un contes d'accouchements laborieux où sont arrivés des phénomènes spéciaux, histoires plus ou moins controuvées pour la plupart, qui ne servent qu'à effrayer la malade, lui font craindre l'issue de la fonction, suscitent en elle toutes sortes d'appréhensions qui ne peuvent que compromettre sa santé et celle de l'enfant.

Il faut aussi éviter avec le plus grand soin l'impression du froid ou d'une température trop élevée; l'encourager par tous les moyens possibles en lui faisant entrevoir la prochaine et heureuse délivrance, l'instant où elle va embrasser l'objet de son amour, la cause involontaire de ses souffrances; avoir soin, pour cela, de ne laisser auprès d'elle que le moins de personnes possibles, choisir celles d'un caractère ferme et prudent, qui sauront résister aux expressions de découragement presque inévitable dans ces occasions.

Il convient aussi que, dans ces moments, le médecin soit paisible spectateur des douleurs de la femme; qu'il ait le caractère assez ouvert, assez gai pour inspirer la confiance; mais, cependant, qu'il soit assez grave et assez circonspect pour ne point exciter la susceptibilité de la malade; qu'il ne laisse échapper aucune parole indiscrète ou trop légère pour lui faire perdre l'ascendant et la confiance dont il a besoin dans de pareils moments; ne point aborder la femme avec des manières brusques; y mettre toute la décence due à son ministère, et ne point pratiquer un toucher intempestif, trop multiplié, que rien ne pourrait légitimer.

Avec toutes ces précautions, l'enfant franchit plus ou moins promptement et plus ou moins heureusement les voies par lesquelles il doit faire son entrée dans le monde. C'est alors que commence pour lui une existence

toute nouvelle, qui exige une foule de ménagements, une
série de soins de la plus grande importance, et d'où doivent
dépendre tout son avenir, son caractère, son tempérament,
sa santé tout entière.

De la délivrance.

Comme je l'ai déjà plusieurs fois indiqué, je néglige de
parler ici de toutes les circonstances qui constituent le
manuel opératoire de l'accouchement et qui ne regardent
que le médecin ou la sage-femme chargés de donner leurs
soins à la mère.

Il est, de plus, bien convenu que l'accouchement est
considéré dans ce qu'il a de plus simple et de plus normal ;
nous prenons l'enfant tel que la nature le met sous nos
yeux, c'est-à-dire tenant à la mère par le cordon ombilical
et enduit des produits sébacés et graisseux qui recouvrent
son corps. Encore ne m'arrêterais-je pas à ces derniers
détails, s'il n'arrivait trop souvent que les femmes, prises à
l'improviste ou dépourvues de médecin ou de sage-femme,
ne se trouvaient trop souvent dans la nécessité de pourvoir
à ces premières exigences, qui, d'ailleurs, sont autant du
domaine de la maternité que de l'art médical, puisqu'il
est d'ailleurs trop commun de voir les grands accoucheurs
négliger l'exécution de ces premiers détails, principalement
dans les grandes villes comme Paris.

Quant à la première partie de ces opérations, celle qui consiste à couper le cordon, elle devrait toujours imcomber aux sages-femmes ou aux accoucheurs ; mais, en raison précisément de leur arrivée tardive, qui pourrait devenir préjudiciable à la mère et à l'enfant, je ne vois aucun inconvénient à donner aux jeunes femmes et aux personnes qui les secourent en ces circonstances quelques conseils qui les mettent en état de parer aux absences quelquefois involontaires des médecins, et permettent toujours d'attendre leur arrivée sans un grand péril pour l'un comme pour l'autre.

De la section du cordon ombilical.

Ainsi donc, dès que l'enfant a franchi les parties sexuelles de la mère, dès qu'il est dégagé des entraves que le cordon peut lui occasionner par son entortillement autour du cou ou d'un membre, il convient de procéder immédiatement à la section de ce ligament. Pour cela, on se sert de grands ciseaux mousses, et, saisissant le cordon de la main gauche, en passant le doigt indicateur sous son prolongement abdominal, pendant que du médius et du pouce on maintient plus ou moins fixes sa portion utérine, les ciseaux passés entre le médius et l'indicateur, on en pratique la section à cinq centimètres environ de la portion abdominale, tout près, par conséquent, du pouce et du médius réunis.

Suivant alors certaines conditions particulières qui restent toujours à l'appréciation de l'accoucheur, on peut profiter de ce moment et de cette ouverture naturelle des veines ombilicales pour dégorger l'enfant du trop plein qui peut exister dans sa circulation; circonstances qui peuvent résulter de la longueur du travail, du temps plus ou moins long pendant lequel l'enfant sera resté comprimé au passage, de la facilité plus ou moins grande avec laquelle la circulation et la respiration paraissent devoir s'établir, des contusions particulières dont quelques parties de son corps auraient pu être le siége pendant les manœuvres nécessaires à la déli·vrance, suivant enfin le degré de force de l'enfant.

Dans tous ces cas, l'écoulement par le cordon d'une certaine quantité de sang peut être d'un effet très-satisfaisant pour l'enfant, peut prévenir certains états congestionnels du poumon ou du cerveau et favoriser très-avantageusement l'établissement des nouvelles fonctions auxquelles l'organisme est appelé.

De la ligature du cordon ombilical.

Ces précautions mises à profit, il convient d'appliquer la ligature qui doit s'opposer à l'écoulement ultérieur du sang, et, chose particulière à noter, c'est que c'est souvent après cette petite manœuvre et au moment où l'on applique cette ligature, que l'enfant commence à respirer et qu'il jette le premier cri.

Pour appliquer cette ligature, indispensable dans la majeure partie des cas, on doit procéder de la manière suivante :

Le cordon étant coupé comme nous l'avons indiqué plus haut, puis, priant une des personnes qui vous assistent de saisir vigoureusement, entre le pouce, l'indicateur et le médius, cette portion du cordon devenue libre, l'accoucheur, ou la personne qui assistent la mère, prenant un fil préalablement préparé, ciré au besoin, applique une double ligature sur le milieu de l'espace compris entre l'abdomen et l'extrémité libre.

Faisant d'abord un premier nœud simple, on fait renverser la main de l'aide sans quitter cet appendice, et on procède à un second nœud pareil au premier; en ayant soin, toutefois, de serrer modérément le premier, un peu plus le second, mais non trop étroitement dans la crainte d'en opérer la section trop hâtive.

Il est certains cas dans lesquels le degré d'épaisseur de ce cordon exige que l'on prenne quelques précautions; car la ligature étant trop peu serrée se relâcherait, ou ne comprimant pas assez les vaisseaux profondément cachés dans un tissu cellulaire trop abondant, pourrait favoriser un épanchement ultérieur, lent et insensible qui, dans certaines circonstances, a pu être cause de la mort des enfants. Pour prévenir un pareil événement, il est toujours prudent de visiter de nouveau la ligature un quart d'heure ou vingt minutes après,

avant d'emmailloter l'enfant. Mieux vaudrait, en pareil cas,
appliquer préventivement une ligature plus serrée, dite de
précaution, que de risquer à voir surgir une hémorragie
qui, toujours, jette du discrédit sur la conduite de l'accoucheur ou de la sage-femme, et fait mettre en doute le mérite
du médecin, ou au moins le fait taxer d'imprudence, ce qui est
toujours défavorable en pareille circonstance. On ne saurait
jamais user de trop de précautions quand il s'agit de la santé
des enfants, et surtout pour ne pas éveiller les soupçons trop
faciles des mères.

Des soins de propreté. — Le lavage de l'enfant.

Cette première opération terminée, il convient de procéder
immédiatement au nettoiement du corps de l'enfant, qui est
constamment enduit de souillures sanguinolentes ou d'un
enduit gras caséiforme, plus ou moins abondant, lequel assez
généralement adhère très-exactement à la peau.

On ne réussit jamais mieux à débarrasser la peau de ces
produits hétérogènes qu'en graissant tout le corps de l'enfant,
et la tête comprise, avec de l'huile ou du beurre frais. On
y procède, en prenant dans la main l'un ou l'autre de ces
corps gras qui dissolvent parfaitement les enduits sébacés
de la peau. On les étend, par de douces frictions, de la
tête aux pieds et principalement dans les plis du cou, dans
les interstices de la peau des aisselles, le long de la colonne
vertébrale. Saisissant alors l'enfant ainsi massé, on le

plonge, suivant la saison, dans un bain tiède de 28 à 30 degrés centigrades (1), et, à la faveur d'une éponge douce, on enlève toujours avec de grands ménagements les substances graisseuses qui le recouvrent. On l'ablutionne aussi exactement que possible; puis, le saisissant derrière le cou, la main gauche placée sous la tête, pendant que de la droite on saisit vigoureusement les pieds, on le retire ainsi du bain.

Il est bien entendu que, dans cette opération, on a apporté le plus grand soin à ne laisser arriver l'eau ni dans le nez, la bouche, ni dans les oreilles, de façon, au moins, à compromettre la respiration ni l'intégrité des organes auditifs.

L'enfant, une fois retiré de son bain, doit être déposé sur les genoux d'une femme, qui, munie d'une serviette ou d'un drap de vieux linge, aussi fin que possible, et préalablement chauffé, finira de l'essuyer et de le débarrasser des quelques souillures que ni l'huile ni l'eau n'auraient pu entraîner. Dans cette autre opération, il convient de procéder avec tous les ménagements possibles, car l'on a vu trop souvent des nourrices inexpérimentées déchirer la faible peau de ces petits êtres et déterminer des ecchymoses qui, souvent, contribuent à amener des érésipèles toujours dangereux à cet âge.

---

(1) Quant à l'addition de vin ou autres substances aromatiques, toniques, il convient toujours de s'en rapporter à l'opinion du médecin, qui doit se baser sur la force ou la faiblesse du nouveau-né.

Examen des conditions physiques du nouveau-né.

Le nouveau-né une fois bien essuyé, principalement dans les aisselles, les aines, les entrefesses et les jarrets (j'insiste sur cette particularité, parce que très-souvent j'ai vu la négligence de ces précautions déterminer des érythèmes, des excoriations de ces parties et produire, dans tous les cas, des souffrances à l'enfant qui sont sans compensation), il importe de procéder à l'examen attentif et très-minutieux des conditions physiques; s'assurer qu'il ne porte aucun vice de conformation, dont on ne manque jamais de faire porter toute la responsabilité sur le médecin qui a négligé cette exploration, surtout quand on est plus tard obligé d'y revenir pour constater quelques-uns de ces vices de conformation qui peuvent de nouveau mettre en question la vitalité du sujet, ou nuire dans l'avenir à l'accomplissement d'une fonction plus ou moins importante à l'espèce.

Il convient donc de s'assurer pertinemment qu'il n'y a aucune hernie abdominale, inguinale ou crurale; qu'il n'y a point d'imperforation de l'anus, de la vulve ou du pénis, qu'il n'existe pas de division congénitale, du voile du palais, d'altération organique des yeux ou des seins; constater qu'il n'existe aucune fracture, et que la langue de l'enfant jouit de toute la mobilité nécessaire; que la longueur du filet lui permettra de saisir convenablement le mamelon

pour téter ; que les paupières sont libres, et que l'œil n'offre
aucune altération qui puisse nuire à ses fonctions ; qu'il n'y
a point de cataracte, ce qui, sans être commun, est cependant encore d'une observation assez fréquente : circonstances
auxquelles le médecin doit parer avec diligence et prudence,
mais immédiatement autant que faire se peut.

De la toilette de l'enfant.

Ces milles précautions, en apparence trop minutieuses,
étant bien prises, on doit procéder à l'habillement de l'enfant ; la chose est encore assez difficile et demande beaucoup
d'habitude pour être promptement et bien faite.

Je dis promptement, car, dans bien des circonstances, il
faut y procéder avec toute la diligence possible pour soustraire l'enfant aux trop nombreuses causes antihygiéniques
qui l'environnent à son arrivée à la lumière. Il est bien
évident que, dans les cas où l'on se trouve appelé à faire ces
opérations dans des maisons confortables où le feu et
les pièces d'habillement foisonnent, on a tout le temps d'y
procéder ; mais, dans les circonstances opposées, il importe
beaucoup à la santé de l'enfant que ces opérations soient
activement exécutées.

Des soins à donner au cordon ombilical.

Et, tout d'abord, on doit commencer par envelopper

l'extrémité restée libre du cordon dans une petite compresse de linge vieux, fin, au centre de laquelle on a pratiqué un trou pour pouvoir y introduire cet appendice ; ou bien, on y fait une fente sur l'un des côtés. Dans l'une comme dans l'autre de ces manières de faire, on place cette portion du cordon au centre de la compresse, on le recouvre de l'un et de l'autre des chefs ou côtés ; puis, renversant la compresse et son contenu de bas en haut sur la partie latérale gauche de l'abdomen dans une position horizontale par rapport à l'axe du corps, on l'y maintient à la faveur d'une bande de toile de pareil linge, large d'environ trois à quatre travers de doigt et assez longue pour pouvoir faire environ une fois et demie le tour du ventre de l'enfant. Cette bande, appliquée par son centre sur le petit appareil composé de la compresse et du cordon, viendra, en contournant les hypocondres, se croiser sur la colonne vertébrale de l'enfant ; elle y sera fixée plus ou moins solidement au moyen de cordons cousus de manière à pouvoir être noués en rosettes.

Autant que possible, on évitera pour cet usage l'intervention des épingles, de quelque fabrique qu'elles soient ; car elles sont toujours assez peu convenables, pouvant sans cesse se déplacer et causer des lésions à l'enfant.

Des bonnets. — Du soin à donner à la tête.

Ce premier appareil terminé, il faut immédiatement pro-

céder à couvrir la tête ; car cette partie, sortie toute mouil-
lée du bain, est soumise à une évaporation d'autant plus
active que l'enfant est plus vigoureux, que chez lui les fonctions générales tendent à se développer plus rapidement, et
que l'action d'un air froid et humide peut occasionner une
impression plus défavorable et provoquer des coryzas et
tous les accidents concomitants du côté des muqueuses
oculaires et bronchiques.

C'est donc encore avec une certaine célérité qu'il convient de bien essuyer la tête de l'enfant, de lui revêtir un
premier petit béguin de toile fine, que l'on recouvre généralement d'un second béguin de finette ou de flanelle, suivant la saison, dissimulant enfin les deux premiers sous un
troisième bonnet d'étoffe légère, noué en arrière et en
avant sous le menton sans gêner les mouvements de la
tête et de la bouche.

C'est ici qu'il convient encore de prévenir les mères
contre cette incroyable et stupide pratique routinière des ac-
coucheuses et de certaines matrones qui veulent prétendre
rémédier aux imperfections de la nature, en pétrissant la
tête des enfants nouveau-nés, sous le vain et spécieux prétexte de rendre à cette partie l'aspect et l'harmonie que le
travail de l'accouchement semble avoir légèrement et mo-
mentanément compromis .

Mères intelligentes et prévoyantes, gardez-vous de sous-
crire à ces questions, et veillez même attentivement à ce que

ces manœuvres ne s'accomplissent pas à votre insu ; car vous auriez trop souvent la douleur de détruire imprudemment ce que vous avez pris tant de soin à édifier et à con-.server. N'allez pas non plus, par une de ces sollicitudes mal comprises, charger la tête de vos enfants d'une multitude de bonnets qui, entretenant trop de chaleur, les exposent à une foule d'autres inconvénients tout aussi dangereux que ceux dont nous venons de vous parler.

Tenez-vous pour averties que l'excès en tout est un grand défaut.

La tête étant coiffée, il reste à garantir le corps des influences atmosphériques et à le préserver de la souillure que les nouvelles fonctions gastro-intestinales et vésicales vont mettre en activité.

De la confection du vêtement.

Je ne m'arrêterai point à combattre ces coutumes plus ou moins excentriques, plus ou moins barbares, qui, dans chaque localité, font préférer un système d'habillement à un autre ; ces questions ont été cent fois reproduites, et chacun sait aujourd'hui à quoi s'en tenir à cet égard.

Pour mon compte, et au point de vue où je me place dans l'éducation physique de l'enfant, dans l'intérêt de ses appareils fonctionnels et ultérieurement de son moral, je n'hésite pas à m'élever contre tous ces appareils qui tendent à gêner la liberté des mouvements de l'enfant nouveau-né ; contre tous ces procédés qui, de loin ou de près, entravent les fonctions de la respiration, de la circulation et qui, par contre, peuvent nuire aux différentes fonctions perspiratoires de la peau ou de quelqu'un des appareils d'excrétion.

C'est aussi pour ces raisons que je vais m'attacher à décrire, minutieusement peut-être, les différentes pièces d'appareils qui doivent concourir à l'habillement des jeunes enfants, et principalement à la manière dont toutes ces parties doivent s'agencer pour la commodité de la mère et de l'enfant.

D'abord, une petite chemisette de toile toujours assez fine et de linge un peu mûr, d'une ampleur moyenne, dont les pans, ne dépassant pas la partie moyenne de l'espace compris entre le nombril et les cuisses, en avant et en arrière, arrivent tout au plus au-dessus de la saillie des fesses, et ce, pour que cette première pièce du vêtement ne soit pas immédiatement gâtée par les urines et le méconium ; ce qui, dans ces cas, force à renouveler trop souvent cette partie du vêtement et entraîne trop de difficultés. Il ne faut cependant pas que cette précaution fasse négliger d'en changer, le cas échéant.

Cette petite chemise, pour la commodité de son application, peut être préalablement introduite dans un petit gilet de flanelle ou une camisole de tricot, le tout contenu dans une brassière de finette ou d'étoffe quelconque. Toutes ces pièces doivent être convenablement amples et pourvues de manches assez larges pour pouvoir permettre l'introduction des doigts indicateur et médius au moins, et permettre à la main et au bras de l'enfant d'en franchir assez facilement le trajet.

Pour procéder avec quelque rapidité à l'application de ce premier vêtement et en faciliter, autant que possible, son introduction, il n'est rien de mieux que d'envelopper la main et le poignet de l'enfant, soit avec un cornet de papier assez long, ou une bande de toile, de façon à ce que, saisissant par l'intérieur de la manche les doigts et la main tout entière de l'enfant ainsi coiffés du papier ou de la bande, ils suivent sans obstacle le conduit formé par la chemise, la camisole et la brassière réunies.

En attirant ainsi avec ménagement la main et le bras de l'enfant, les différentes pièces se trouvent simultanément ajustées sur l'un et l'autre bras; il ne reste plus qu'à superposer en arrière les portions libres de ces appareils avec précaution, de façon à ne point laisser de saillies qui puissent gêner l'enfant. Puis, on fixe, à la faveur de cordons convenablement distancés pour éviter les épingles, qui, trop faciles à se déplacer, peuvent toujours occasionner certains accidents graves.

De la manière d'emmaillotter le nouveau-né.

La partie supérieure du corps ainsi accommodée et munie

d'un léger fichu de mousseline qui préserve le cou de l'action de l'air et fixe ainsi la tête un peu plus solidement avec la poitrine, sans cependant nuire à leurs différents mouvements, on doit terminer la toilette de l'enfant par la confection du maillot proprement dit.

Je dirai ici, par anticipation, que cette manière d'envelopper les enfants, quand elle est convenablement comprise et exécutée avec intelligence, est bien loin de mériter tous les reproches qu'on lui a adressés, et que c'est, à mon avis, la plus convenable et la plus avantageuse pratique pour la mère et pour l'enfant auquel il permet de conserver sa température uniforme, car chacun sait à quels dangers se trouvent exposés les enfants qui prennent froid pendant les premiers jours de leur naissance.

Les détails dans lesquels je vais entrer nous permettront, je l'espère, d'en faire bien comprendre le mécanisme et l'importance qu'il mérite.

Le maillot se compose généralement de trois pièces superposées ; la première, en commençant de dedans en dehors, consiste en une couche de toile assez douce et fine, toujours d'autant meilleure qu'elle est de vieux linge, bien propre, ayant été lessivée ; en second, d'un lange de coton ou de finette, assez épais, de même longueur que la couche.

J'ajouterai cependant qu'il est beaucoup de mères qui interposent, entre ces deux pièces du maillot, un autre carré de toile ou de coton doublé, souvent même un feutre, de façon à le rendre plus épais, mais moins long et moins large que les précédents et ne devant garnir que la région lombaire et fessière, il est destiné à absorber une partie de l'urine qui sans lui imbiberait la totalité du maillot. Le tout, enfin, est recouvert d'un lange de laine assez grand pour faire une fois et demi le tour du corps de l'enfant, un peu plus long que la couche et le lange de coton, d'un tiers environ. Rien n'est plus facile que l'application de toutes ces pièces d'appareils qui, en définitive, constituent le maillot. La façon la plus simple d'y procéder consiste à ajuster ces trois pièces également par leur partie supérieure, comme fait une personne qui mesure une étoffe à une autre.

Ainsi juxtaposées, elles sont étendues sur les genoux de la personne chargée d'emmaillotter l'enfant; puis, l'enfant est posé doucement sur cet appareil, la face en l'air, la colonne vertébrale reposant sur le centre de la couche.

Ainsi posé, l'ensemble du maillot doit lui prendre sous les aisselles, sans cependant entraver la liberté des bras. La première pièce, c'est-à-dire la couche, est ramenée d'arrière en avant sur la poitrine qu'elle traverse environ au niveau des seins, de façon à ce que le chef de droite vienne recevoir le chef de gauche d'environ la moitié de sa largeur. On fixe supérieurement cette première pièce à l'aide de la seconde appliquée exactement de la même manière sur le devant de la poitrine, le tout attaché avec une forte épingle, à défaut de cordons qui sont toujours préférables.

Ces deux éléments du maillot convenablement fixés sur le devant de la poitrine laissent flotter librement leurs deux prolongements inférieurs, lesquels tombent au devant des genoux et des pieds, qu'ils dépassent un peu.

Chaque chef de la couche sert à entortiller séparément chaque jambe, en prenant la minutieuse précaution de respecter les parties sexuelles. Les pieds, bien isolés afin d'éviter le frottement auquel se livrent nécessairement ces petits êtres, sont exactement juxtaposés et maintenus dans cette position par l'enroulement ménagé de la portion restée libre de la couche dépassant les pieds. Le lange de coton se refermant tout simplement, chef par chef, sur le devant de la couche, maintient la rectitude de son application, et la portion inférieure excédante est repliée en arrière sur les talons de l'enfant, et se loge ordinairement dans le défaut du jarret qu'il matelasse sans gêner.

On procède à la fermeture du maillot par le même procédé appliqué au lange de laine qui forme la partie extérieure du vêtement, ramené d'arrière en avant autour de la poitrine, comme les deux pièces précédentes, fixé par des cordons ou des épingles en différents espaces, même au niveau du nombril qu'il sert à comprimer légèrement. Un autre point d'attache est fixé au milieu des cuisses, un autre au milieu des tibias ; puis, la portion inférieure restée libre et dépassant d'un tiers environ la longueur de l'enfant, est dédoublée et relevée d'arrière en avant, de façon à venir de nouveau contourner la partie inférieure du tronc qu'elle solidifie ; ce qui contribue à faciliter le mouvement de l'enfant dans les différentes opérations ultérieures qu'on aura à lui faire exécuter pour son allaitement ou pour ses besoins ultérieurs de relation.

On peut remarquer qu'avec ce procédé d'habillement la tête et les bras sont restés libres, et le corps, suffisamment maintenu, est garanti du froid et des conséquences fonctionnelles à venir.

CHAPITRE VII.

DE LA PREMIÈRE BOISSON A DONNER A L'ENFANT AUSSITÔT SA NAISSANCE.

L'enfant ainsi habillé, il convient ordinairement de lui donner quelques cuillerées d'eau sucrée tiède, aromatisée de quelques gouttes d'eau de fleur d'oranger ; mieux vaudrait, peut-être, un peu d'eau miellée. Cette première boisson est destinée à lubrifier un peu la bouche et les voies respiratoires, à favoriser la déglutition des mucosités qui peuvent encore tapisser le pharynx et l'œsophage. Elle fait disparaître la sécheresse qui résulte des premiers cris que l'enfant a proférés pendant toute sa toilette. Enfin, en arrivant dans l'estomac, elle provoque la mise en activité de la muqueuse gastrite, le débarrasse également des saburres qui peuvent s'y être accumulée pendant la vie utérine.

L'usage de cette boisson peut impunément être répétée pendant une ou deux heures, durant lesquelles la mère peut, de son côté, goûter quelques heures de repos, se remettre de la fatigue inséparable après un pareil travail. Elle permet aussi aux seins de se préparer à leur nouvelle fonction, quand c'est la mère qui consent à allaiter elle-même son enfant. Dans le cas contraire, la nourrice est prévenue et elle peut arriver sans que l'enfant ait trop à souffrir de son absence. La présence de ce liquide dans l'estomac concourt à réveiller les sécrétions muqueuses, et provoque également celle des intestins qui peuvent ainsi plus facilement se débarrasser du méconium qu'ils contiennent ordinairement. C'est, à vrai dire, une légère purgation des plus opportunes pour l'enfant et pour la mise en activité des fonctions gastro-intestinales.

Du coucher de l'enfant.

Toutes ces précautions accomplies, l'enfant doit être déposé sur un lit spécial appelé *barcelonnette*, assez fâcheuse invention dont les nourrices abusent étrangement, pour apaiser les cris. Ce petit lit doit se composer d'un paillot remplissant toute la capacité inférieure de la barcelonnette, environ le tiers de profondeur. Ce premier paillot peut être en balles d'avoine, ou, ce qui est préférable, en feuilles de fougères bien sèches et mondées. Il est surmonté d'un autre paillot moins épais de même nature, et qui peut être facilement changé suivant les besoins, c'est-à-dire quand les déjections de l'enfant l'ont imprégné d'humidité ou de souillures qui en nécessitent le nettoiement. Ce second paillot devra être garni d'un drap ou d'un lange en guise de drap. L'enfant, placé sur ce matelas dans une position légèrement déclive de la tête aux pieds, doit être couché sur le côté droit de préférence, la tête reposant sur un oreiller garni de sa taie : pour celui-ci, il peut encore être en fougère on en balle d'avoine, de façon à être plus frais. Pour arriver à ce but, on les confectionne très-avantageusement avec du crin léger et fin.

La position déclive et sur le côté est de toute nécessité : 1° pour prévenir l'état congestionnel du cerveau qu'une compression un peu trop immédiate d'une des pièces du maillot pourrait déterminer, ou quelque gêne aux fonctions de la respiration ; 2° sur le côté, afin que si, pendant le sommeil, ou même à l'état de veille, l'enfant éprouvait le besoin de rejeter les flumes qui embarrassent les premières voies, soit que la première boisson qu'il vient de prendre chargeât trop son petit estomac, il pût facilement s'en débarrasser, sans crainte d'être réingurgités ou absorbés dans les voies respiratoires, ce qui ne manquerait pas d'étouffer l'enfant.

L'exécution minutieuse de ces petits détails est de la plus grande importance. Que les mères qui veulent élever leurs enfants le sachent bien !

Importance de l'aération de la chambre.

Ce berceau, disposé comme nous venons de le dire,

doit être placé dans une chambre spacieuse autant que possible, aérée et accessible aux rayons du soleil. On l'en protégera par des rideaux qui, descendant de la flèche qui surmonte son lit, se jettent à droite et à gauche, de façon à le garantir des courants d'air qui pourraient arriver sur lui.

Une nouvelle précaution, au moins aussi importante que les précédentes, c'est de ne jamais fermer trop hermétiquement les rideaux d'un enfant pendant qu'il est dans son berceau. Il ne faut jamais lui intercepter l'air d'une manière trop absolue; il faut, au contraire, qu'il puisse se renouveler d'une manière facile et permanente.

Hippocrate a dit que l'air était le *pabulum vitæ*, l'aliment indispensable de la vie, et c'est bien vrai. Chez l'enfant privé d'air, la respiration languit, la circulation se ralentit et peut favoriser la congestion d'un ou de plusieurs organes nécessaires à l'existence. L'absence de cet élément nuit, d'une manière très-évidente, à la fonction digestive, provoque des indigestions; et ces accidents, répétés chez tous les jeunes enfants sont la source de bien des maladies; nous le démontrerons en étudiant la digestion des enfants en particulier. Il faut, d'ailleurs, se garder religieusement de mettre autour d'eux des odeurs de quelque nature qu'elles soient.

Influence du jour et de la lumière sur le nouveau-né.

On doit, enfin, placer le lit de façon à ce que, lorsque l'enfant se réveillera, ou qu'il séjournera tout éveillé dans son lit, il reçoive directement la lumière ; qu'il ne soit pas forcé de prendre des attitudes gênantes pour percevoir les personnes ou les objets qu'il cherche à voir.

Des soins de propreté particuliers à l'enfant.

Les mères et les nourrices doivent encore apporter la plus grande sollicitude à ce que les enfants ne croupissent dans leurs excréments, tant à cause de la mauvaise odeur qu'ils peuvent développer, qu'en raison de l'humidité et de l'irritation que ces produits excrémentitiels peuvent déterminer sur la peau. L'observation de ces importantes questions ne doit point aller cependant jusqu'à l'excès. C'est ainsi qu'il ne faut pas s'habituer à changer les nouveau-nés la nuit, sans des motifs bien évidents. Veiller, en conséquence, à la propreté c'est les soustraire aux différentes causes d'irritation qui leur arrachent des cris.

Souvent, ils font prendre le change sur la nature de leurs besoins. C'est ainsi que l'on gâte les enfants et que, plus tard, on ne sait plus discerner la cause de leurs exigences, lesquelles ne font que s'accroître avec le temps.

Mères trop faibles, nourrices trop débonnaires, c'est ainsi

que vous devenez les esclaves de vos jeunes élèves. Une fois pour toutes, apprenez qu'en ce qui concerne les enfants à la mamelle, tout dépend du commencement. Les nouveau-nés se forment à vos lois, à vos habitudes, plus facilement qu'on ne le pense, en général, dans le monde. Faites leur prendre, dès le principe, de bonnes directions, réglez-les, la chose est facile, et votre mission n'en deviendra que plus simple et plus agréable.

L'enfant, pendant les six premières semaines environ, passe tout le temps à dormir et à téter. Sachez lui distribuer ces moments d'une manière convenable, lui ménager ses appétits, et ce que vous redoutez le plus dans votre tâche s'accomplira avec ponctualité, avec honneur et profit pour l'un et pour l'autre.

De la surveillance à exercer sur l'enfant après la naissance.

Après avoir passé une heure ou deux de repos plus ou moins paisible, l'enfant se réveille. Le premier soin de la mère ou de la nourrice devra constamment être de s'assurer que l'enfant n'est point mouillé ou croupissant dans ses déjections alvines, sans quoi il convient de procéder immédiatement à une nouvelle toilette, ou changement de couches et de lange, si besoin il y a ; de le laver même, s'il le faut, avec une éponge et de l'eau tiède ; après quoi, on l'emmaillote de nouveau et c'est alors seulement qu'il est opportun de lui présenter le sein ou le biberon, suivant la circonstance.

De la présentation du sein au nouveau-né.

C'est ici le moment de prévenir les jeunes mères et les nourrices de l'inconvénient résultant de cette pratique routinière et incendiaire, laquelle consiste à présenter le sein à l'enfant aux premiers cris qu'il profère, et qui n'ont d'autre raison que de témoigner de son réveil ou du malaise qu'il éprouve dans l'humidité dont il est environné.

Si vous prenez l'habitude de lui donner à boire à ce premier appel, il ne sera plus possible, dans la suite, de faire autrement, et comme pendant et après sa toilette, il ne manquera pas de témoigner de son impatience, de la contrainte qu'il éprouve pendant toutes ces formalités indispensables, vous risquez fort de lui remplir l'estomac au delà des limites nécessaires à ses besoins, et surtout au degré d'activité fonctionnelle de son tube digestif. C'est par cette voie qu'on arrive à surexciter les organes digestifs; à provoquer ces indigestions successives qui fatiguent l'estomac, provoquent ces hypersecrétions gastro-intestinales, qui, lorsque les enfants sont assez robustes pour y résister, les amènent lentement et insensiblement à ces boulimies ou exagérations d'appétit qui ne manquent jamais de nuire, soit dans le présent, soit dans l'avenir, à la santé et à la constitution définitive de l'individu. C'est, soyez-en convaincues, la meilleure manière de créer toutes les variétés des maladies scrofuleuses, rachitiques et autres ; on se demande souvent comment il se fait que dans certaines familles, très-nombreuses d'ailleurs, un des enfants présente les signes caractéristiques de ce tempérament, quand père, mère et autres consanguins n'offrent rien de semblable ; reportez-vous à la manière dont celui-ci aura été alimenté dès sa naissance, et vous trouverez immédiatement la confirmation de cette vérité : que l'on peut à volonté faire des scrofuleux et des rachitiques au sein des familles les mieux organisées et dans les meilleures conditions sociales possibles.

CHAPITRE VIII.

DE L'ALIMENTATION DES JEUNES ENFANTS.

De toutes les questions relatives à l'éducation de l'enfan t
nouveau-né, celle de l'alimentation nous paraît la plus capitale ; c'est d'elle que doivent dépendre la santé de l'enfant
et la constitution de l'homme qu'il est appelé à fournir à
la société.

Si, déjà, en étudiant les devoirs de la femme qui devient
mère, ceux de la nourrice qui doit fournir à son développement, nous nous sommes attaché à formuler si scrupuleusement toutes les précautions dont on devait s'entourer
pour arriver à un résultat satisfaisant, on ne sera pas
surpris de la sollicitude avec laquelle nous prétendons
traiter le chapitre qui réglemente le régime des enfants
nouveau-nés, depuis leur arrivée dans le monde jusqu'au
sevrage ou la fin de la première dentition.

Oui, nous l'avons déjà dit et nous le répétons, de cette alimentation dépendent la santé du nourrisson et la constitution
à venir de l'homme social, du citoyen appelé à donner à la

société sa part d'intelligence et d'activité, à l'État son appui et son concours.

Si la nature, en nous jetant faibles et sans défense sur cette terre, n'a point mis en nous, à cette époque, cet instinct que nous trouvons si développé chez certaines classes d'êtres bien inférieurs à l'homme, c'est qu'elle avait donné à la femme ces sentiments spéciaux qui la font s'attacher à ce qu'elle a si douloureusement enfanté, et que, d'autre part, elle a pourvu celle-ci des organes qui doivent préparer l'aliment que, dans notre faiblesse et notre impuissance, nous serions incapables de nous procurer.

De l'apparition des dents, son influence sur le régime de l'enfant.

Si l'on veut bien y réfléchir, ce n'est pas non plus sans raison que la nature nous a fait naître avec des arcades dentaires dépourvues de ces appareils qui ne se développent qu'avec le temps et avec le reste du corps. Certes, elle n'a rien fait sans motif, car tout, dans ses actes, est marqué au coin de la sagesse et de la prévoyance.

L'époque de l'apparition des dents est donc un enseignement particulier dont nous devons tenir grand compte. Ce n'est qu'à ce moment que nous devons penser à confier à l'estomac de l'enfant une nourriture plus solide et plus en harmonie, par conséquent, avec la force de cet organe, et

plus en rapport avec le développement physiologique de
l'organisme. Voyons donc à spécifier d'une manière plus
positive la mesure dans laquelle, suivant chaque période, on
doit, en général, alimenter ces petits êtres.

Pendant la gestation, il est clair que l'enfant trouvant tout
élaborés les éléments de son développement organique,
nous n'avions pas à nous en occuper autrement qu'en préve-
nant les mères de toutes les précautions hygiéniques que
nous avons assez minutieusement formulées dans le commencement de ce travail.

Des repas de l'enfant nouveau-né.

Ceci dit, abordons le chapitre de l'alimentation de l'enfant depuis sa naissance jusqu'à l'époque du sevrage, et
posons en règle de conduite, non pas absolue, mais au
moins relative, que, pendant les trois ou quatre premières
semaines, le nouveau-né ne doit teter que toutes les deux
heures au plus, et même que toutes les trois heures si faire
se peut. Ce sera, incontestablement, bien préférable et pour
la mère et pour l'enfant.

Nous ne pouvons non plus spécifier mathématiquement
la quantité de cet aliment qu'il convient de donner à l'enfant à chaque repas ; car, en ce qui concerne cette quantité,
il faut bien reconnaître que la proportion peut et doit nécessairement varier avec les qualités du lait, avec la force ou la
faiblesse du nourrisson.

On peut, cependant, en thèse générale, engager les mères et les nourrices à ne point dépasser certaines limites pour les enfants qui sont élevés au biberon ; cette application est assez facile ; mais, pour ceux que l'on élève au sein, la chose est bien moins facile. Et, d'ailleurs, cette proportion devra encore varier en raison de l'âge du nourrisson.

Après les six premières semaines, l'enfant acquiert plus de force ; son estomac, devenant plus actif, les fonctions générales s'établissent de jour en jour ; il ne pourra certes plus se contenter de cette ration qui jusque-là avait suffi à ses besoins. Dans sa prévoyante sollicitude, la nature a encore pris soin de pourvoir à cette particularité, puisque de jour en jour le lait de la nourrice qui le dirige sagement acquiert une plus grande richesse, se charge de plus en plus de principes azotés, cazéum, beurre, etc., etc., nouvelle indication que doivent comprendre les médecins qui président à l'éducation du nourrisson. C'est une bien grande erreur, et beaucoup trop généralement accréditée, que cette pratique qui consiste à donner à téter à l'enfant toutes les fois qu'il pleure ou qu'il jette des cris, comme si ces pleurs ou ces cris devaient nécessairement témoigner du besoin qu'il éprouve de prendre des aliments.

Mais que dira-t-on de celles qui le soir, en se couchant, mettent l'enfant au sein et s'endorment ainsi : l'enfant placé en travers sur le ventre de sa mère conserve dans la bouche

le mamelon qu'il suce machinalement; d'autres diront instinctivement; mais, quel que soit le mobile qui l'y pousse,
il n'en recueille pas moins, à des intervalles plus ou moins
éloignés, une quantité plus ou moins considérable de lait
qu'il déglutit au fur et à mesure; de cette façon il se charge
l'estomac d'une manière insensible et continue, et au réveil,
au premier mouvement qu'on lui imprime, il ne manque pas
de rejeter la provision qu'il a ainsi accumulée; l'estomac
fatigué de cette replétion prolongée aurait besoin de repos;
mais la mère ou la nourrice, dans leur tendre sollicitude,
n'ont rien de plus pressé que de redonner le sein à l'enfant
dont à leur avis l'estomac est vide.

Des inconvénients des repas trop fréquents
ou trop copieux.

C'est par cette pratique incendiaire et trop routinière
que l'on développe ces entérites trop promptement mor-
telles; quand, par hasard, les enfants peuvent y résister,
c'est généralement le point de départ de toutes ces maladies
à formes plus ou moins chroniques et intermittentes qui
vicient la constitution des enfants, et marquent leur passage
par des altérations organiques plus ou moins indélébiles,
contre lesquelles on cherche ensuite, mais en vain, à déployer
toutes les ressources de la médecine et de la chirurgie. Il
suffit du plus simple bon sens et de la raison pour comprendre que l'aliment qui, à cet âge, est essentiellement consti-

tué par le lait de la nourrice, ou le mélange de gruau et de lait qu'on lui présente à l'aide de biberon, doit être le seul élément de nutrition, le seul principe de sa réparation et de son développement journalier.

Du développement de la constitution.

La solidité des parties constituantes de ce petit être, la vigueur de sa constitution, l'harmonie proportionnelle de tous ces appareils dépendent, inévitablement, de la quantité et de la qualité respective des produits d'élaboration digestive. Plus les éléments qui servent à l'alimentation auront été de meilleure qualité, plus la quantité aura été proportionnée à la force de l'estomac, meilleurs devront être les produits de cette digestion, plus facile aussi seront l'assimilation et la réparation de chacun des organes ; la charpente de chacun des appareils sera plus solide, et les fonctions qu'ils sont appelés à remplir, plus régulières et plus complètes.

Mais il ne faut pas croire que les conditions que nous venons de spécifier pour la digestion soient les seules indispensables et que là se bornent toutes les règles à observer pour l'alimentation et le développement parfait et régulier de notre organisation. Mais, à côté de toutes ces considérations purement individuelles, il en est une foule d'autres qui ont trait aux influences atmosphériques et hygiéniques particulières à chaque condition sociale, et qui font trop souvent varier les résultats de la fonction digestive proprement dite.

Des influences atmosphériques et autres sur la digestion.

Il ne suffit pas, effectivement, de déposer dans l'estomac des aliments choisis et en quantité déterminée, suivant l'âge et l'état de santé des individus, pour que l'absorption s'en effectue dans les meilleures conditions pour le développement physique et moral de l'individu ; chacun sait qu'il existe autour de nous une multitude de particularités qui peuvent faire varier la régularité et l'harmonie de ces fonctions.

En effet, à qui n'est-il pas arrivé, dans le cours de sa vie, de s'être trouvé indisposé après le repas, non pour avoir trop mangé, mais pour être resté trop étroitement serré dans ses vêtements, enfermé dans des appartements trop exigus en raison du nombre des convives, et dans lesquels l'air ne pouvait se renouveler assez facilement ; ou bien encore quand il est vicié par la présence de personnes qui exhalent des odeurs fortes, de celles qui remplissent l'atmosphère de la fumée de tabac, ou, qu'enfin, la présence d'une trop grande quantité de becs de gaz ou de bougies absorbe tout l'oxygène de la pièce ; ce qui, souvent, contribue même à ralentir la combustion de ces foyers de lumière, comme elle nuit, d'autre part, à la combustion physiologique de nos organes pulmonaires?

Eh bien! il est assez commun de voir ces conditions provoquer chez des personnes en bonne santé, d'ailleurs, et de forte constitution, des digestions très-pénibles, sinon de véritables et très-fatigantes indigestions.

Que de fois il est arrivé aussi qu'une contention d'esprit trop assidue et succédant à un repas plus ou moins copieux a déterminé un ralentissement des fonctions gastrites!

N'est-ce pas, d'ailleurs, une maladie très-commune et que Tissot a décrite sous le nom de *gastralgie* des hommes de lettres? Les excès de tous genres peuvent produire des résultats analogues quand ils succèdent à la réplétion de l'estomac. La danse, la valse, l'escarpolette, les émotions très-profondes de joie et de tristesse mènent, conduisent, entraînent aux mêmes conséquences, et toutes ralentissent ou pervertissent l'activité fonctionnelle de l'appareil digestif.

Ces accidents, passagèrement provoqués, sont certainement d'un effet insensible sur la santé ultérieure des individus qui les éprouvent; mais, quand ils se reproduisent avec une certaine régularité, avec persistance, ils ne manquent jamais de jeter la perturbation dans l'organisation, et ils deviennent souvent le point de départ de ces maladies organiques constitutionnelles que la thérapeutique fait difficilement rétrograder et que trop souvent elle est impuissante à guérir.

Mais, m'objectera-t-on, les enfants dont vous faites le sujet de vos observations dans ce travail, ne présentent aucune de ces particularités?

J'en demande bien pardon à mes contradicteurs; car, si, comme je l'ai fait pressentir, la quantité et la qualité du lait confié à l'estomac du jeune nourrisson réunissent toutes les conditions désirables, il ne faut pas perdre de vue que, pour être digéré, élaboré et devenir enfin cette chair coulante, comme le dit Bordeu, qui doit porter à chaque organe le produit de son développement et à chaque appareil l'élément de sa fonctionnalité, il faut qu'il subisse encore une foule de modifications organiques qu'il est très-important d'étudier ici.

Les avantages d'une bonne et prompte digestion.

Les transformations que tout élément doit subir de la part de l'estomac varient suivant la composition, suivant l'âge, suivant l'époque de la saison, suivant enfin une foule de conditions individuelles; mais une fois ces modifications opérées dans le ventricule, il faut encore que ces produits absorbés, ultérieurement modifiés par les vaisseaux absorbants et le système ganglionnaire, viennent subir dans le poumon la plus importante et la plus merveilleuse des transformations physiologiques avec l'influence de l'air, sans laquelle ils resteraient inutiles pour l'entretien de la vie et la réparation des organes. N'est-ce donc pas là encore une étude toute spéciale et de la plus haute importance?

*Des circonstances particulières qui peuvent nuire
aux digestions.*

J'ai indiqué précédemment d'une manière générale comment chez l'adulte cette fonction pouvait varier avec les conditions particulières du sexe, du milieu et des habitudes inhérentes aux conditions sociales. Étudions actuellement comment elles peuvent varier chez le nouveau-né, au point de devenir une nouvelle cause de maladie, un arrêt de développement et physique et moral.

N'est-il donc pas encore trop commun parmi les différentes classes de la société, et plus particulièrement chez les nourrices, de remplir outre mesure l'estomac des enfants, même de ceux élevés au sein ou au biberon; de les soumettre, aussitôt après le repas, à des mouvements inconsidérés, à une oscillation plus ou moins isochrone et monotone qui tend à produire de la gêne, congestionne plus ou moins le cerveau et contribue à retarder l'instant de la digestion, si toutefois elle permet même de l'accomplir; car assez souvent les enfants vomissent ce que l'estomac contenait. Trop heureux, hélas! sont ceux que l'ignorance de leur mère ou de leur nourrice ne condamne pas à faire une nouvelle provision d'aliment que cet estomac fatigué, soumis à de nouvelles alternatives, va replacer dans les mêmes conditions!

De l'abus de la lactation.

Et ce n'est rien encore, si l'enfant qui, irrité par ce concours de circonstances, cherche à témoigner de son malaise par des cris et une agitation bien légitimes, n'est pas encore contraint de prendre quelque autre dose de lait ou autre nourriture plus intempestive, plus fatigante, telle que ces bouillies préparées avec une farine plus ou moins cuite, des panades confectionnées avec du pain et de l'eau, non salées mais au contraire très-sucrées et dans lesquelles la cuiller tient comme dans un véritable mortier.

Combien en existe-t-il aussi qui, une fois gorgés d'aliments, sont déposés dans leur lit, étouffés sous le poids de couvertures imprudemment amoncelées, cachés derrière de volumineux édredons qui leur interceptent l'air et la lumière.

Influence du défaut d'air et de lumière.

Ajoutez que, par un excès de cette tendre sollicitude trop commune dans l'état de notre civilisation, on prend bien soin d'envelopper le berceau de grands rideaux plus ou moins épais, imperméables aux moindres rayons de lumière et aux plus petits courants d'air. Ces pauvres créatures, dirigées avec la plus religieuse attention, sont condamnées à respirer un air qui ne laisse pas que de se vicier

trop promptement par son défaut de réparation, par les exha-
laisons plus ou moins fétides qui s'échappent du maillot,
par la chaleur naturelle de l'enfant; circonstances qui,
toutes, concourent d'une manière plus ou moins prompte
et radicale à désoxygéner l'air que l'enfant continue à respirer.

Mode de développement des affections scrofuleuses.

C'est très-probablement l'inconvénient résultant de cette
pratique qui a fait concevoir à notre maître Baudeloque
l'opinion que les édredons pouvaient être pour quelque
chose dans le développement de la scrofule. L'idée pouvait
bien être vraie, mais la manière de l'expliquer laissait incontestablement à désirer.

A ce titre, et comme on doit actuellement le comprendre,
toutes les circonstances, quelles qu'elles soient, qui pourraient nuire à l'hématose dans les conditions où nous cherchons à le démontrer pour les enfants en bas âge, pourront
être considérées comme causes plus ou moins efficientes de
cette maladie et de beaucoup d'autres dérivant de la plus ou
moins parfaite régularité des fonctions digestives.

CHAPITRE IX.

Serait-il donc si téméraire d'oser prétendre que c'est à
une pareille manière de voir que nous devons l'origine de
la doctrine physiologique ? Que disait Broussais ? Que toutes
les maladies dérivaient de l'estomac ; que le point de départ
de toutes les altérations organiques ou fonctionnelles tirait
sa raison d'être d'une inflammation plus ou moins aiguë de
l'estomac, d'une gastriste ou d'une gastro-entérite à forme
spéciale suivant les particularités morbides qu'il ob-
servait.

A Dieu ne plaise que j'aie la prétention de défendre les
doctrines broussaisiennes ; le temps et l'observation en ont
suffisamment démontré les errements. Mais si l'auteur de
cette prétendue médecine physiologique, au lieu de vouloir
attribuer à une inflammation gastro-intestinale toutes les entités morbides qui pouvaient, en effet, dépendre de la perversion fonctionnelle de ce viscère, s'en était tenu à n'y voir
que ce qui existait en réalité, c'est-à-dire une diminution

des propriétés vitales fonctionnelles ou organiques, une sous-traction vitale en vertu de laquelle la fonction ralentie ne fournissait que des éléments incomplets, insuffisants de réparation, qui, ultérieurement, devenaient incapables d'entretenir au sein de l'organisme tout entier, ou de l'une de ses parties constituantes, l'activité fonctionnelle, l'harmonie assimilatrice et réparatrice qui leur sont indispensables ; édifiées sur de tels principes, ces théories eussent réellement mérité le titre de physiologiques et seraient comme les oracles de Cos, restées les aphorismes de la doctrine physiologique proprement dite.

Tandis que ces éléments viciés, dénaturés, ne manquent pas de pervertir le rhythme physiologique, les organes se dérangent, les fonctions se ralentissent, et de ce concours de modifications organiques naissent toutes les entités pathogéniques possibles.

De la santé en général des individus.

Quelle que soit, en définitive, la nature du principe vital, l'âme ou la source de notre existence, personne ne contestera que la santé, la constitution, la force individuelle ne soient en raison de la vigueur des organes qui, eux, tirent leur harmonie fonctionnelle de l'élément nutritif que leur fournit l'estomac, chaque fonction lui empruntant son principe d'action et y trouvant le produit de sa fin.

Il était assez rationnel d'en rapporter la cause perturbatrice au dérangement de ses actes organiques. L'erreur, s'il en est une, ne consiste que dans la forme spéciale qu'il a prétendu imposer à ce genre de lésion. Ne se peut-il donc que la vitalité du ventricule étant diminuée, la fonctionnalité ne s'en ressente? Les sécrétions perverties ne doivent-elles pas nécessairement nuire aux qualités des sucs gastriques? Ceux-ci, réagissant à leur tour avec les nouvelles qualités pathogéniques sur les organes avec lesquels ils doivent contracter certains rapports, ne contribueront-ils pas nécessairement à troubler leur activité fonctionnelle, et ainsi de suite jusqu'à l'épuisement complet de ces éléments anormaux?

Du mode de développement des maladies inflammatoires.

Si ces désordres peuvent surgir sous l'influence d'un affaiblissement progressif et motivé de l'organe digestif, ils peuvent, à tout aussi bon droit, apparaître à l'occasion d'une cause plus ou moins active, plus ou moins efficiente, et rentrer plus légitimement alors dans le cadre des affections sthéniques ou inflammatoires; arrivés à ce degré d'activité pathogénique, ces désordres concourent aux mêmes troubles fonctionnels et organiques, et réclameront un genre particulier de traitement tout différent alors de celui que réclamait l'ordre de choses que nous avons précédemment étudié. C'est là l'écueil de la doctrine physiologique; c'est là qu'elle a péché; c'est aussi par là qu'elle a faibli, et qu'aujourd'hui elle est complétement battue.

A quelles conditions on peut entretenir et conserver
sa santé.

Reprenant actuellement l'étude des propriétés assimilatrices de l'estomac chez le nouveau-né, à l'époque du sevrage et, ultérieurement, à l'époque de l'adolescence, voire
même dans l'âge adulte, sinon jusque dans l'âge mûr, nous
sera-t-il possible de fournir l'explication d'une foule de maladies particulières à chacune de ces périodes, et d'en déterminer rationnellement la marche et le traitement?

Les aliments, quelles que soient leur nature, leur qualité et
même leur quantité, ne peuvent fournir un bon chyle qu'à la
condition d'avoir été parfaitement digérés; d'avoir subi dans
l'estomac cette transformation physiologique qui les met en
état de passer par les différents systèmes de l'économie, auxquels, en imprimant le mouvement vital indispensable, en
leur en abandonnant une certaine portion qui doit favoriser
la réparation et entretenir le développement organique inces-
sant qui constitue la vie proprement dite.

Si, par une des circonstances que nous avons énumérées
dans tout ce qui précède, il arrive d'une manière plus ou
moins permanente, à un moment donné de l'existence d'un
individu, que ce travail digestif soit ralenti, perverti ou sup-
primé, les différents appareils constituants du corps, la santé
tout entière ne manquera pas d'en éprouver immédiate-

ment le contre-coup ; et si cet état anormal persiste assez longtemps, les symptômes généraux et particuliers deviendront assez manifestes pour constituer une véritable maladie ; mais si ce ralentissement fonctionnel gastrique est assez léger pour ne pas nuire d'une manière assez profonde aux lois de l'organisation, et persiste cependant quelque temps, il en résultera que la nutrition de chaque organe sera insensiblement modifiée ; la réparation moléculaire opérée à la faveur d'aliments de moins bonne constitution, de moins bonne qualité, disons le mot, ne sera plus d'une résistance assez durable, en harmonie avec les éléments moléculaires antérieurement assimilés, et ces nouveaux organes, ou portions d'organes, ne seront plus susceptibles de la même résistance aux lois destructives qui sans cesse agissent sur notre corps. Elles tendront, par conséquent, à s'en séparer plus ou moins rapidement, plus ou moins complétement, en raison du défaut de vitalité générale qu'ils présenteront. C'est ainsi que nous comprenons que certains états pathogéniques spéciaux se manifestent chez les enfants, constituant l'une des infinies variétés de la scrofule.

Les expériences faites à une époque assez reculée par Duhamel et Dutrochet sur la réparation des différents appareils de l'économie et notamment du système osseux ; celles plus récemment recommencées en alimentant des animaux à l'aide de principes colorants particuliers ; celles enfin qu'ont tout récemment publiées MM. Labourdette et Du-

mesnil sur l'alimentation par des laits modifiés hygiénique-
ment, ne témoignent-elles pas assez péremptoirement de la
possibilité ou au moins de la probabilité de cette théorie?

De la forme insidieuse des maladies de l'enfance
due au régime.

Supposez, en effet, qu'arrivée au sixième mois de la grossesse, une femme qui jusque-là s'est toujours bien portée, a
toujours eu bon appétit, a bien digéré, vienne tout à coup à
être prise d'un malaise quelconque, d'une indisposition qui
ralentisse, qui dérange l'harmonie de ses fonctions digestives, assimiliatrices; dès lors la nutrition de l'enfant ne manque pas de s'en ressentir aussi. La nutrition ne se suspend
pas absolument pour cela, mais elle se fait avec des éléments
de moins bonne qualité; ce qui ne l'empêche pas de parcourir le reste du temps nécessaire à son évolution fœtale.

Souvent même dans cet intervalle elle se rétablit complétement. La digestion et cette circonstance peuvent bien, on
le comprend, se reproduire une ou deux fois et plus dans le
cours de la gestation.

Arrive le moment de sa naissance; l'enfant ne présente,
en arrivant, rien de spécifique, de caractéristique; il est
même assez potelé, rondelet, physiquement bien organisé.
Un mois, deux mois, ou plus, se passent, et bientôt on aperçoit certaines affections cutanées, mais plus particulière-

ment l'impétigo soit de la face ou du cuir chevelu, du pour-
tour du nez, des yeux ou des oreilles ; la syphilis elle-même
est très-susceptible de ne se manifester que quelques jours
après la naissance. Certaines nécroses, d'autres fois de véritables inflammations tuberculeuses partielles occupent un
doigt, une glande, l'oreille, un point de la face, les paupières, etc.; que sais-je?

De l'intermittence particulière aux altérations de ce genre.

Attribuer ces manifestations morbides à une cause physique spéciale, c'est le plus ordinairement impossible. Aussi
tous les praticiens sont contraints d'en rapporter la cause aux
vices ou signes scrofuleux, à la diathèse écrouelleuse, au
lymphatisme de l'enfant, quand ils ne vont pas jusqu'à en accuser la constitution de la mère ou des ascendants plus ou
moins éloignés dans la famille.

Pour expliquer actuellement ces manifestations morbides,
ne sera-t-il pas suffisant d'admettre la possibilité de cette
assimilation élémentaire, incomplète, de mauvaise qualité,
reproduite, comme je l'ai indiqué plus haut, un nombre variable de fois pendant la grossesse. — Ces appareils ou portions d'appareils constitués d'une manière incompatible avec
la vitalité du reste du corps, nécessitent pour leur réparation un travail pathogénique spécial, mais cependant assez

uniformément le même, suivant la nature de la manifestation morbide ; ce qui nous semble devoir confirmer l'opinion
que nous avons avancée sur le mode d'évolution de ces premiers symptômes pathogéniques.

A l'apparition de ces premiers symptômes de rachitisme
ou de la scrofule, ou de quelque autre manifestation spécifique de ce genre, voulez-vous accuser autre chose que la nature élémentaire des principes qui ont servi à la constitution
de l'individu, c'est-à-dire la mère et les produits de son élaboration fonctionnelle ?

Aussi, en supposant, ce qui peut arriver, que les fonctions
physiologiques de la mère n'aient été modifiées qu'à une certaine époque de la grossesse, et que ces modifications n'aient
eu qu'une durée limitée, on pourra plus facilement accepter
que ces symptômes morbides ne persistent qu'un certain
temps, celui qui sera juste nécessaire à l'élimination, à la séparation du reste du corps, de ces portions elles seules, qui
se sont édifiées, organisées pendant la période anormale à
laquelle la mère a été plus ou moins longtemps soumise dans
sa grossesse.

*Des maladies spécifiques héréditaires chez les enfants
à la mamelle.*

Cette façon d'argumenter sur la nature et les successions
pathogéniques de l'enfant nouveau-né, tout en paraissant

assez spécieuses au premier abord, valent bien néanmoins celles qui tendent à rapporter l'existence de ces maladies à de prétendus virus spécifiques que l'observation la plus minutieuse n'a jamais pu démontrer, à des inflammations ou subinflamations purement imaginaires. N'est-ce pas en réalité la manière la plus logique de comprendre la transmissibilité héréditaire et de la scrofule et de toutes les maladies transmissibles ? N'est-ce donc pas ainsi que peuvent se perpétuer le virus syphilitique, les diathèses tuberculeuses, cancéreuses, etc. ? Quant à ces dernières, le père ou la mère fournissent presque immédiatement les preuves stéréotypées de leur origine.

Maintenant, après ces explications sur la manière dont certains accidents spécifiques peuvent se développer chez certains enfants dans les premiers mois de la vie, il nous sera tout aussi facile de démontrer comment, sous l'influence des causes hygiéniques que nous avons spécialement recommandées dans l'intérêt des enfants, on peut presque à volonté, favoriser, combattre ou prévenir les mille et une manifestations scrofuleuses qui viennent arrêter le développement physique et moral des individus dans le cours de leur existence.

*Apparition subite de ces maladies dans les familles regar-
dées comme exemptes de causes héréditaires.*

Supposons, pour les besoins de la cause, l'enfant né de
parents les mieux organisés possibles, jouissant l'un et
l'autre de la plus brillante constitution, de la santé la plus
florissante. Si même vous le préférez, je suppose que la
mère alimente son enfant de son propre sein. Mais, en l'absence de toutes ces connaissances que nous cherchons à faire
pénétrer dans l'esprit des femmes, dans l'éducation des
jeunes mères, cette trop faible, trop crédule mère s'en rap-
porte aux conseils inexpérimentés des femmes qui l'environnent, et suit les errements qui ont cours dans le
monde !

L'enfant est convenablement soigné, très-proprement ; on
s'attache à le soustraire à toutes causes physiques qui peuvent
trop directement nuire à son développement. Pendant quelques semaines on lui ménage très-attentivement le sein ; il
est réglé pour ses repas ; lorsque tout à coup et sans circonstances bien appréciables, l'enfant ou même la mère, ce
qui est très-commun, sont subitement impressionnés de façon à ce que, de part ou d'autre, arrive un concours de circonstances qui modifient la régularité fonctionnelle des appareils digestifs.

Supposons la mère sous le poids de quelques contrariétés

de famille ou de commerce, celle qui vous plaira, de préoccupations plus ou moins légitimes sur la santé de son nourrisson, le lait de la nourrice subit aussitôt des modifications
assez profondes pour produire un dérangement notable dans
l'équilibre de l'enfant. Quelques coliques surviennent, l'enfant s'agite, crie ; les évacuations alvines se multiplient et
changent de couleur. Tout cet appareil symptomatique mérite de la part de la mère et du médecin une légitime et sérieuse attention, et comme en cette occurrence l'enfant devient plus exigeant, plus difficile, le premier mouvement
de tendresse maternelle est incontestablement de chercher
à calmer l'enfant par la présentation du sein, la seule boisson de circonstance, et qui est tout naturellement à sa portée.
L'enfant tette ainsi plus qu'il ne le faut, et surtout en raison
des modifications survenues, non-seulement dans la qualité
du lait, mais, ce qui est pis, en raison de l'irritabilité que
ce liquide intempestif tend à entretenir et même à augmenter par sa présence de plus en plus inopportune.

Pendant toute cette période qui peut ainsi, pour une
cause ou une autre, avoir une durée plus ou moins longue,
et pendant laquelle les produits de la digestion étant plus ou
moins profondément altérés, devenus irritants pour le tube
digestif autant que pour les autres appareils d'élaboration,
et nuls, en définitive, ou très-mauvais au moins pour l'assimilation, il est bien clair que l'économie languit ou se
répare à la faveur de mauvais éléments, qui, à coup sûr,

ne présenteront pas la même résistance vitale, les mêmes propriétés physiogéniques. Les organes qui s'en seront abreuvés ne jouiront plus de cette liberté fonctionnelle dont ils ont besoin. La nutrition, ainsi modifiée, entraînera une irrégularité physiologique qui ne tardera pas à passer dans le domaine de la pathologie, et, suivant la durée de cette période anormale, son degré de perversion, tendra à s'accroître, l'économie se trouvera, tôt ou tard, en but à une élimination plus ou moins complète, plus ou moins rapide de ces éléments incompatibles avec la fonctionnalité physiologique ; ce qui constituera pour l'avenir une de ces phases de l'évolution écrouelleuse, scrofuleuse ou rachitique, suivant le système d'organe, d'appareil qui en aura été le siége.

Les transformations physiogéniques de cette nature pouvant surgir un nombre de fois plus ou moins considérable dans le cours de la lactation, durer un temps plus ou moins long à chaque apparition et produire au sein de l'organisme des désordres plus ou moins profonds, est-il donc si extraordinaire de voir les évolutions maladives qui en résulteront acquérir cette marche insidieuse, comme on dit généralement à répétition, que présentent en général toutes les affections lymphatiques, scrofuleuses ou tuberculeuses.

*Modifications qu'entraîne l'alimentation intempestive et de
mauvaise qualité.*

C'est actuellement le moment d'étudier en détail comment
ces transformations physiologiques s'accomplissent ; comment ces désordres fonctionnels entraînent avec eux les variétés infinies de la symptomatologie scrofuleuse.

Quand, sous l'influence d'une des causes que nous avons
mentionnées précédemment, l'estomac se trouve surchargé
d'une quantité relativement trop considérable d'aliments,
surtout quand cet aliment peut, en outre, être encore devenu plus nuisible par le fait de son altération physiologique,
comme dans le cas que nous avons pris pour exemple, la
surexcitation fonctionnelle qui se produit sur le tube digestif provoque des diarrhées séreuses plus ou moins pora-
cées, verdâtres. Elles traduisent le début de l'état maladif
spécial à l'enfant, la portion de ces éléments d'assimilation
de mauvaise qualité que les vaisseaux chylifères absorbent
est immédiatement mise en contact avec les ganglions entéro-mésentériques chargés de concourir à l'élaboration de
ces produits, destinés à leur faire subir une première ou
plutôt une seconde digestion, ils leur impriment de nouvelles transformations, les épurent avant qu'ils ne pénètrent
dans le torrent circulatoire pour aller donner naissance à
cette chair coulante de Bordeu, le sang...

Du carreau ou engorgement ganglionnaire abdominal.

Ainsi composés, ces produits de la digestion stomacale, au lieu de mettre en jeu les fonctions physiologiques, produisent une véritable irritation spécifique qui amène une sorte d'état congestionnel bien légitime. Ces excitations entretenues, augmentées de jour en jour durant quelque temps, ne manqueront pas de tenir ces appareils dans une sorte d'orgasme pathogénique. Leurs propriétés physiogéniques se transforment. Les produits qu'ils devaient en quelque sorte distiller, ne le sont plus dans le même sens ; leur vitalité s'accroît en se pervertissant, l'engorgement qui en résulte nuit ultérieurement à la fonction, et ils acquièrent bientôt un développement surnaturel que les auteurs ont appelé *carreau* ou *engorgement ganglionnaire entéro-mésentérique.*

C'est pour tous les praticiens expérimentés le point de départ de la scrofule et du rachitisme. C'est l'indice bien évident de la direction vicieuse dans laquelle la nature tout entière va s'engager. Ces ganglions ainsi dégénérés, transformés, ne donnent plus passage qu'à des éléments vicieux d'absorption et de nutrition. Des vaisseaux chylifères ils sont portés, à la faveur d'autres couloirs naturels dans les régions cervicales pour arriver, par l'intermédiaire de la sous clavière gauche, dans le torrent circulatoire ; et comme, dans ce trajet, ils sont obligés de passer à travers les ganglions lymphatiques de cette région, ne peut-on donc rationnellement accepter que c'est là la cause la plus efficiente du développement particulier de ces chapelets *noueux*, dits *scrofuleux*, qui appellent généralement, au début, l'attention des mères et des médecins?

Et, de plus, qui ne sait qu'à cette époque de la vie, les parties cérébrales sont en voie de développement plus qu'aucune des autres parties de l'économie ; circonstance qui, d'ailleurs, témoigne hautement de la prévoyance de la nature, qui, si elle avait mis, à cette époque, la dernière main à la perfection de ces parties, aurait multiplié encore bien autrement les difficultés de l'accouchement et augmenté les chances de mortalité pour les enfants !

S'étonnera-t-on donc encore, après ces développements, de voir la tête des enfants prendre une extension nutritive si prodigieuse, le cerveau se noyer dans une exubérance de liquides anormaux incompatibles avec les lois physiologiques?

Ces accidents contribuent, d'autre part, à retarder la consolidation des parties constituantes du crâne ; et la tête, chez ces enfants, acquiert une capacité qui est loin d'être en harmonie avec les fonctions qui lui sont dévolues. Aussi, voit-on constamment les enfants qui présentent ces particularités anatomiques, subir une sorte de dépression vitale et organique? D'autres fois, il faut aussi le dire, ces sujets

offrent une telle excitabilité fonctionnelle, une sorte d'activité surnaturelle qui fait de ces enfants de petits prodiges
dont les médecins ne s'énorgueillissent guère. Le reste du
corps s'étiole, les membres s'émacient, la peau se dessèche,
devient aride et diaphane ; le tissu cellulaire s'imprègne de
ces liquides blancs, altérés, qui constituent le départ du
tempérament lymphatique. Les os, au lieu de se solidifier
dans leur contexture, dans leur organisation lamellaire, s'im-
prègnent également de ces fluides insuffisamment élaborés,
impuissants à leur développement. Ils se ramollissent, et,
loin de favoriser le but de leur fonctionnalité, ils semblent
se dissoudre, manquer des éléments solidificateurs indispensables.

Du régime à suivre pour guérir ces affections.

Si, pour justifier de toutes ces considérations anatomo-
physiologiques, nous entrons dans le domaine de la thérapeutique nécessaire à un pareil état de choses, nous trouvons
qu'il faut immédiatement combattre ces premiers symptômes
de l'irritation gastro-intestinale, modifier, ralentir, suspendre même l'alimentation, et, quand tout appareil symptomatique inflammatoire a disparu, pourvoir à une alimentation de meilleure qualité, à des toniques, à des confortants
appropriés à la vitalité des fonctions digestives.

Actuellement que je puis croire être dans le vrai, que

tout semble concorder avec cette manière de voir, si nous étudions les époques les plus critiques de cet âge pour la manifestation de ces désordres fonctionnels, tous les praticiens s'accorderont pour reconnaître qu'en dehors des circonstances inhérentes à la nourrice, indépendamment de celles qui peuvent résulter des vicissitudes atmosphériques, il y a encore la question des maladies endémiques et épidémiques naturelles à cet âge, telles que vaccine, variole, rougeole, scarlatine, etc.

CHAPITRE X.

Les maladies les plus actives, et aussi les plus inévitables, sont celles qui se rattachent à l'évolution dentaire. Il est bien difficile, bien rare qu'un enfant pousse les dents sans éprouver quelques-uns de ces dérangements intestinaux ou fonctionnels qui, souvent, mettent en question la vie du plus robuste. Généralement, pendant cette série de périodes nécessaire à la sortie des dents, les enfants plus agacés, irrités, perdent l'appétit, et c'est durant ces moments les plus critiques, que l'estomac aurait besoin de plus de soins, d'un repos plus complet tandis que les nourrices, les malheureuses mères s'évertuent le plus à charger l'estomac de leur enfant de mille et une boissons, tisanes ou autres substances alibiles, dans le but d'apaiser les souffrances inséparables du travail de la dentition, ou tout au moins pour y faire diversion.

Cette pratique, essentiellement nuisible, est trop communé, on pourrait presque dire légitime; c'est ce qui fait qu'il convient de nous y arrêter plus scrupuleusement peut-être que sur bien d'autres détails insignifiants.

Cette alimentation intempestive contrarie le vœu de la nature, ajoute aux périls de l'évolution dentaire elle-même, en suscitant sur le tube digestif une irritation plus grande encore, dont le retentissement sur les autres centres importants contribue à développer de nouvelles manifestations maladives, telles que congestions cérébrales, convulsions, qui, une fois produites, sont trop communément le signe le plus fatal, celui qui témoigne de l'insuffisance des moyens thérapeutiques.

Si, cependant, l'intensité de ces accidents n'est point telle que les ressources de la médecine puissent en triompher, et que les individus résistent aux symptômes aigus de ces affections, il peut arriver qu'ils restent un temps plus ou moins long livrés aux conséquences de cette alimentation inconsidérée, insuffisante, de mauvaise qualité, et que, paraissant triompher de périls imminents, ils se trouvent dans l'avenir sous le coup des manifestations ultérieures de ce régime antiphysiologique.

Des apparitions maladives retardataires.

C'est ainsi que l'on sera à même de comprendre ces sortes d'évolutions scrofuleuses retardataires qui feront explosion à un âge où l'on pouvait, où l'on devait se croire à l'abri des conséquences de cette vicieuse et routinière éducation. C'est ce qui confirme l'opinion des observateurs attentifs sur la valeur relative de la santé apparente de ces enfants joufflus, à formes rondes, doués d'un coloris qui fait l'admiration des familles, de cette beauté, de cette fraîcheur de jeunesse, trop souvent l'orgueil des mères et le désespoir des médecins. Méfiez-vous toujours de cette constitution élémentaire de l'organisme, que favorise une exubérance de liquide blanc au détriment du sang plastique, fibrineux, le seul capable de transmettre aux organes la solidité désirable, aux fonctions l'harmonie physiologique, le plus bel apanage d'une forte et vigoureuse organisation.

Cette constitution éminemment lymphatique, comme on vient de le voir, n'est point susceptible d'une viabilité très-grande, d'une régularité fonctionnelle très-persistante. Un rien peut entraver la marche des actes vitaux, les ralentir, les suspendre et les anéantir même. Ces organisations lymphatiques, scrofuleuses, étant le résultat d'une élaboration incomplète de liquides moins chauds, moins résistants aux causes incessantes de destruction qui travaillent les corps organisés et vivants, sont, on peut le dire, une porte ouverte à toutes les modifications pathogéniques les plus variées, les plus hétérogènes.

Des variétés maladives que favorise le tempérament lymphatique.

Le tempérament lymphatique étant, comme on le dit communément, plus froid, moins résistant, facilite le développement de toutes les productions parasitaires, de même que les substances organiques en voie de décomposition deviennent le champ clos de toutes les végétations cryptogamiques les plus variées.

C'est ainsi que ces tempéraments lymphatiques, scrofuleux, sont le plus ordinairement la source des tubercules, des chloro-anémies, de toutes ces formes de maladies de peau : favus, impetigo, ichthyose, des *pediculi corporis et capitis*, de toutes les variétés d'eczéma.

C'est chez eux aussi que se développent plus communément et plus rapidement ces formes spéciales de maladies diphthéritiques, ces angines couenneuses (croup), qui font le désespoir de la thérapeutique et des médecins. Cette gravité tire sa raison d'être de la pauvreté même de l'organisation congénitale ou acquise des jeunes sujets. Chez eux les dents de la première dentition, souvent très-belles, tombent très-promptement pour faire place à d'autres plus mauvaises encore et moins résistantes aux nombreuses causes destructives qui les menacent.

Les dernières discussions de l'Académie impériale de médecine sont venues démontrer l'insuffisance des méthodes thérapeutiques, l'éventualité des opérations chirurgicales et la nécessité péremptoirement établie de renoncer aux évacuations sanguines, aux vésicatoires et à toutes les méthodes qui ont pour but d'épuiser les forces des jeunes malades, de les exposer à des déperditions trop exténuantes, qui, le cas échéant, nuisent plus à la convalescence qu'elles ne contribuent à arrêter le progrès du mal et à en modifier la nature.

Au demeurant, l'opération offrant encore la plus grande somme de chance dans les cas de croup, nous pensons, avec tous les praticiens recommandables et expérimentés, qu'il faut y avoir recours le moins tard possible et mettre concurremment à profit une médication légèrement stimulante et quelque peu réparatrice.

CHAPITRE XI.

DU SEVRAGE.

Si, pendant les premiers mois de l'existence, l'aliment de l'enfant doit essentiellement se composer du lait de la mère, ou, tout au plus, d'un mélange prudemment préparé de lait étranger et de liquides spéciaux qui tendent à en modérer les effets physiologiques, ce mode particulier d'allaitement ou de nutrition ne saurait durer au delà de certaines limites sans préjudice, d'une part, pour la mère, et d'autre part, pour l'enfant, bien que la nature y ait aussi pourvu en partie par la présence de plus en plus croissante des éléments alibiles du lait.

En effet, à ce moment, généralement à huit ou dix mois, les enfants ayant acquis une certaine force, un développement proportionnellement suffisant, quelques dents étant sorties, tout, en ce petit être, dénote qu'il s'accomplit de nouvelles fonctions auxquelles ce genre de nourriture ne saurait satisfaire. Il devient donc nécessaire, vers cette époque, de confier à l'estomac de l'enfant des aliments un peu plus solides, ce que démontre même l'intervention ou la mise en activité des nouveaux appareils dont la nature vient de les doter, savoir : les glandes salivaires ont suivi l'apparition des dents ; les follicules mucipares de la muqueuse buccale ont également subi certaines transformations qui leur permettent de fournir leur contingent de fluides nourriciers, destinés à faciliter la déglutition d'aliments plus solides, plus compactes, et dont la présence dans l'estomac est aussi indispensable à l'accomplissement de la fonction digestive.

Cependant, cette transition d'une alimentation essentiellement liquide à une autre, qui doit le devenir de moins en moins encore, s'appelle *sevrage*. Elle ne peut et ne doit jamais se faire brusquement, autant qu'il est possible ; car l'estomac subirait, par le fait de ce changement trop précipité, une dépression, une fatigue qui ne manquerait pas de donner lieu à tous les accidents dont nous avons tracé le tableau dans le chapitre précédent.

Du premier repas à accorder aux enfants.

Pour procéder à cette modification de l'alimentation avec sagesse et prudence, une fois ce premier pas obtenu, l'enfant sera soumis à des repas diurnes, plus réguliers, souvent même un peu plus copieux, additionnés de quelques légers potages au lait ou au beurre, de petites panades bien cuites et aussi claires que possible, ce qu'en termes de nourrice on appelle des *coulis de pain*. Ces potages bien cuits, très-peu sucrés, pourront être suivis d'une sorte de complément fourni par le sein de la nourrice ; l'enfant, comme on dit, prend sa goutte après le repas.

Cette pratique, quand elle est sagement suivie et prudemment observée, offre toute espèce d'avantages :

1° Les enfants s'habituent peu à peu aux aliments ; ceux-ci sont dilués par le lait auquel leur estomac est déjà habitué et qui, pour l'instant, remplace la salive et les secrétions muqueuses du canal alimentaire encore insuffisantes.

2° Les repas offrant une consistance et une résistance plus grandes à l'activité fonctionnelle de l'estomac, réclament une distance plus proportionnée ; ce qui permet à l'organe digestif de se reposer du travail de la chylification.

Ces produits, mieux élaborés, de meilleure qualité, donnent une meilleure direction à l'organisme qui les assimile plus facilement ; les organes acquièrent une vigueur plus grande et une harmonie fonctionnelle qui leur permettent de mieux résister aux causes incessantes de destruction qui réagissent contre notre santé.

Du sevrage complet la nuit.

Après quelques semaines, un mois ou deux même de cette alimentation, modifiée pendant un mois tout au plus, on peut prescrire une nouvelle règle de conduite. L'enfant, mieux alimenté, reposant plus tranquillement, fournissant à toute l'activité assimilatrice de l'organisme, peut bien, et sans aucun inconvénient, être sevré complétement de nuit. Alors il suffit de lui donner, le soir, en se couchant, et le matin à son réveil, une certaine quantité de lait et de décoction de gruau, environ 100 à 125 grammes de ce mélange très-légèrement édulcoré, afin de ne pas éveiller le sentiment de gourmandise que la présence du sucre ne manque jamais de stimuler.

Cette boisson pourra même rester encore quelque temps très-profitable à l'enfant, alors même qu'il sera complétement sevré de jour et de nuit.

Quant aux moyens nécessaires à mettre en œuvre pour opérer ce sevrage absolu, ils sont bien moins difficiles qu'on ne le suppose dans le monde ; car, le plus ordinairement, un enfant qui est arrivé bien portant à 16 ou 18 mois, ayant déjà percé quelques-unes des premières dents, et qui, depuis quelque temps est habitué à prendre des potages, des soupes et sa boisson lactée, modifiée comme je l'ai indiquée ci-dessus, se ressentira très-peu de cette soustraction alimentaire devenue à peu près superflue, et comme d'ailleurs à cette époque il commence déjà à s'occuper des personnes et des objets qui l'entourent, son attention étant plus facilement distraite, il finit, en quelque sorte, par oublier ses premières habitudes; aussi, l'instant du repas devient une diversion favorable au sevrage.

Je rappellerai encore à ce sujet aux mères, aux nourrices, l'importance que l'on doit apporter à tenir toujours à la même température ce liquide complémentaire de l'alimentation des jeunes enfants. — La négligence de cette précaution occasionne trop communément le dégoût exprimé par le nourrisson et les accidents intestinaux, circonstances qui trop souvent nécessitent d'avoir recours à d'autres boissons et semblent justifier la répulsion dont certains médecins se prévalent, pour rejeter complétement l'alimentation artificielle par le biberon.

Des précautions à observer pour le sevrage.

Il est une foule de précautions que je regarde comme de la plus haute importance et sur lesquelles je vais insister un instant.

Si des raisons particulières, si la délicatesse de l'enfant ou quelque malaise spécial ont déterminé la mère ou la nourrice à régler l'enfant de façon à lui donner à teter toutes les deux ou trois heures, soit de nuit ou de jour, il convient de commencer par éloigner d'abord les repas, de les rendre plus complets et moins fréquents, de les subordonner au coucher et au lever de l'enfant, si faire se peut ; de lui refuser complétement de l'instant du coucher au moment du lever ; de l'en déshabituer par tous les moyens possibles. La fermeté de caractère, en cette occasion, est de toute nécessité, et au besoin on trompera l'enfant en ne lui offrant que de l'eau pure, sans sucre. Quelques jours seulement de persévérance suffiront généralement pour arriver au but.

L'enfant finira par oublier assez facilement le sein de sa nourrice. Il est cependant d'assez nombreux exemples où l'empire de l'habitude crée de grandes difficultés. Dans les cas de ce genre et dans les circonstances où il devient presque urgent de suspendre ce mode d'alimentation, on y réussit assez efficacement par l'apposition sur le sein d'objets désagréables à l'enfant, tels que des étoffes rouges ou noires, la présence d'une ouate ; enfin, à défaut de tous ces moyens, l'on peut impunément imprégner le bout du sein d'un peu de poudre d'aloès. L'amertume de cette substance ne manque jamais, à la première ou à la seconde application, de dégoûter complétement l'enfant, qui aussitôt prend en une sorte d'aversion ce qu'il aimait jusque-là passionnément.

Du mode suivant lequel s'effectue la dentition.

Indépendamment des précautions particulières que nous venons de signaler pour opérer le sevrage, il est une foule d'autres considérations spéciales de la plus haute importance et qui dépendent de la force ou de la faiblesse de l'enfant, mais surtout du nombre et de la facilité avec laquelle s'effectue la sortie des dents. Nous ne saurions mieux faire à cet égard que de prendre en considération les très-sages conseils formulés par M. Trousseau et qui se résument dans les questions suivantes :

L'enfant doit avoir vingt dents, l'adolescent vingt-huit et l'homme fait trente-deux.

L'évolution des vingt premières dents de l'enfant n'est généralement complétée que du trentième au trente-sixième mois ; encore ces premières dents ne sont que des dents de passage, puisqu'à l'âge de sept ans il commence à les perdre pour les échanger contre d'autres qui ne seront plus durables, plus résistantes, qu'à de certaines conditions.

En général, l'enfant vient au monde avec deux maxillaires complétement dépourvues de dents, et ce n'est que vers le huitième mois qu'apparaissent ordinairement les dents de lait. Mais, en raison des caprices de la nature, il n'est pas rare de voir les dents sortir à quatre ou cinq mois chez certains jeunes enfants, tandis que d'autres en auront à peine à un an et même à quinze mois. La manière dont se fait l'évolution ne présente non plus rien de fixe, rien de mathématique. Ce sont communément les deux incisives médianes, inférieures, qui sortent les premières. J'appréhende une orageuse dentition toutes les fois que je vois un enfant débuter par ses dents supérieures.

Ces premières dents sortent ensemble à 24, 48 heures,

quatre jours et quelque fois huit jours d'intervalle, mais ensemble, et celles-là seulement se présentent ainsi.

Six semaines ou deux mois après, les deux incisives médianes supérieures font leur évolution, non plus ensemble, mais à la distance de huit jours, quinze jours et quelquefois un mois. Le travail de la dentition se fait donc très-vite pour les deux premières dents et plus lentement pour les autres.

Maintenant, deux autres dents vont sortir, les deux incisives latérales supérieures, et cela très-peu de temps, un mois ou deux après les incisives médianes supérieures.

C'est vers un an que l'enfant a ses six dents, et tandis qu'il a commencé par deux inférieures, il a continué par quatre supérieures.

Les dents des enfants sortent par groupes. *Premier groupe* : deux incisives médianes inférieures vers huit mois.

Deuxième groupe : deux incisives médianes supérieures vers dix mois.

Troisième groupe : deux incisives supérieures latérales à un an à peu près.

Quatrième groupe : deux incisives inférieures latérales et les quatre premières molaires (six dents forment ce groupe) de quatorze à dix-huit mois,

Cinquième groupe : quatre canines, de dix-huit à vingt-quatre mois.

Sixième groupe : quatre secondes et dernières molaires, de trente à trente-six mois.

Les canines sortent après que l'enfant a complété ses douze dents, et quand il a dix-huit à vingt-quatre mois. Leur évolution dure de deux à trois mois. Les seize dents sont alors alignées sans intervalle. Il se fait ensuite un temps d'arrêt de six mois, de dix mois même, et, à l'âge de trois ans, lorsque l'enfant a percé son dernier groupe, les quatre secondes dents molaires, le travail de la dentition est terminé.

Ce n'est pas sans intention, continue M. Trousseau, que j'ai parlé de groupes. Vous allez voir que c'est très-important à connaître, à cause du sevrage.

Un fait considérable, c'est qu'aussitôt après qu'un groupe de dents est sorti, l'enfant s'arrête et se repose. Profitez alors de cet intervalle pour sevrer, car le moment est propice.

Savez-vous ce qui se passe le plus habituellement? On sèvre les enfants indifféremment quand ils ont deux, sept, neuf, onze, quatorze dents, on n'y regarde pas. Or, moi, je vous prie d'y regarder, et de près ; autrement vous perdez vos petits malades de cette terrible affection des entrailles, du *choléra infantile.*

Vous serez consulté dans maintes occasions sur l'opportunité du sevrage ; aussi, ne devez-vous prononcer qu'après un scrupuleux examen de la dentition, et n'autoriser la mère à sevrer son enfant que lorsqu'il aura six, douze ou seize dents. En bonne pratique, il ne faut jamais sevrer qu'après l'évolution des deux premières dents ; le sujet est trop jeune, il n'a ordinairement que huit mois. Ce n'est même qu'avec des ménagements que vous pourrez en venir là, après la sortie du troisième groupe. Mais, enfin, si vous êtes vivement sollicité par les parents, consentez-y, car vous avez devant vous un mois ou six semaines de répit et de calme avant le travail du quatrième groupe. Faites-le donc à la rigueur, mais ne perdez jamais de vue que l'enfant n'a que six dents, qu'il n'est âgé que d'un an et que l'alimentation étrangère ne vous réussira pas toujours très-bien.

L'instant le plus favorable au sevrage est sans contredit l'intervalle qui sépare le quatrième du cinquième groupe. En effet, l'enfant est muni de douze dents, huit incisives et quatre molaires ; il a devant lui un temps de repos assez long, deux mois environ, pendant lesquels il n'y a point d'accidents à redouter du côté de l'intestin. Et puis, lorsque les canines viennent à apparaître (et c'est le groupe dont l'évolution offre le plus de danger), il est habitué à son nouveau régime et bien préparé à la crise qu'il va traverser.

Sachez donc attendre, pour sevrer, après le quatrième groupe, lorsque la santé de la mère ou de la nourrice, ou des intérêts de famille vous obligeront à autoriser un sevrage prématuré, veillez toujours à ce qu'il ait six dents. Autrement, si vous n'avez pas à déférer à des considérations de cette nature, ne sevrez qu'après avoir compté douze dents.

Des irrégularités de dentition.

N'allez pas croire que les choses se passent toujours aussi régulièrement que l'indique M. Trousseau, et qu'en fait de dentition la nature soit plus régulière, plus docile qu'elle ne l'est dans tous ses actes; vous trouverez, au contraire, de trop fréquentes irrégularités, des dentitions qui seront des plus orageuses, dans lesquelles les dents se succèdent même avec une rapidité sans mesure. C'est à peine si vous pourrez trouver un instant de repos qui vous permette de suivre le conseil proposé par M. Trousseau; mais, alors, faites aussi comme il le dit lui-même, faites de votre mieux; tâchez de guetter l'instant où une dent vient de paraître, il est à croire qu'un léger temps d'arrêt pourra vous permettre le sevrage que l'on réclame.

Des complications qui accompagnent la dentition.

Parmi les accidents qui signalent ordinairement la dentition, les plus importants, les plus graves, les plus tenaces ont leur siége dans le canal alimentaire. Quelques jours à l'avance, l'enfant est inquiet, dort peu, pousse des cris violents, suce ses doigts, serre le mamelon de sa nourrice, refuse de manger, si déjà il est habitué à prendre une nourriture supplémentaire, et quelquefois même de teter. Ses gencives sont rouges et il existe une élévation très-notable au point où les dents vont percer. Il tousse, la voix s'altère, la membrane muqueuse buccale s'irrite. Mais du moment où l'enfant a deux dents, les gencives s'enflammeront par voisinage, et les dents sorties auront la sertissure gengivale très-rouge et très-tuméfiée.

Chez presque tous les enfants, le travail de la dentition s'accompagne de diarrhée, modérée quelquefois, à peine se compose-t-elle de trois ou quatre garde-robes ; mais elle est aussi très-souvent fort intense, de couleur verdâtre, ressemble à un hachis de feuilles d'herbes ou à des grumeaux de lait caillé renfermant des matières glaireuses et même sanguinolentes.

Dans certains cas, enfin, il se manifeste du ténesme, et quelquefois il entraîne la chute du rectum.

Ces accidents qui précèdent de quelques jours la sortie de la dent, persistent souvent et durent alors jusqu'à ce que le groupe entier soit percé. C'est ce qui aggrave le péril quand la poussée des dents se succède trop précipitamment. Mais souvent aussi ces accidents sont entretenus et trop fréquemment surexcités par une alimentation d'autant plus nuisible que le tube digestif est plus irrité et moins disposé à la fonction de la digestion. C'est dans ces circonstances que les aliments mal digérés fermentent dans les voies digestives, y provoquent cette stimulation périlleuse et fournissent aux voies de l'absorption de mauvais éléments de réparation.

La diarrhée persistant au delà de certaines limites, acquérant des proportions inusitées, vous pressentez quelle doit être la sollicitude du médecin à y mettre un terme en la combattant par tous les moyens possibles. Le moyen le plus sûr en cette occurrence est généralement la diète aidée de boissons mucilagineuses, rendues plus ou moins calmantes par l'addition de principes légèrement opiacés.

Pendant toute la série de ces accidents, vous vous garderez bien de conseiller le sevrage, à moins cependant que vous n'ayez positivement reconnu que le lait de la nourrice contribue à leur entretien.

Pendant la saison d'été, les accidents de la dentition portent plus particulièrement sur l'intestin, très-rarement sur les voies respiratoires. Ces derniers se manifestent dans toute leur intensité et sous toutes leurs variétés de préférence pendant l'hiver.

Gardez-vous de croire à ce préjugé qui consiste à dire que la diarrhée est favorable aux enfants qui font leurs dents; méfiez-vous en d'autant plus qu'elle contribue trop généralement à enlever ces pauvres petits êtres au moment où l'on s'y attend le moins.

La diarrhée appelle l'entérite chronique. L'entérite

chronique débilite les jeunes enfants, les ruine et les tue. Luttez donc de toutes vos forces contre ces accidents, et vous mettrez vos petits malades dans les meilleures conditions pour supporter le travail de la dentition et résister à toutes ses conséquences.

Des préjugés relatifs à la dentition.

Je m'associerai volontiers au précepte de **M. Trousseau**, quand il conseille de rompre avec ces vieilles et sales habitudes de certaines classes de la société qui s'opposent à ce que, pendant la dentition, on nettoie la tête des enfants, à ce que l'on laisse se développer ces croûtes épaisses qui fatiguent la tête, y entretiennent et y concentrent une perspiration de mauvaise nature au centre desquelles se développent des parasites, des poux, qui trop souvent servent de gangue aux productions cryptogamiques, aux sporules du favus, ce qui constitue la teigne proprement dite. On ne saurait trop ouvertement attaquer ces abus, ces pratiques routinières et essentiellement désastreuses.

S'il est trop commun de voir les convulsions se développer à la suite de ces diarrhées trop prolongées et arrivées à un degré d'intensité toujours mortelle, il n'est pas sans exemple non plus de les voir survenir à la suite de constipations trop opiniâtres. Ces deux situations extrêmes sont aussi dangereuses l'une que l'autre; c'est dire qu'il faut entretenir la liberté du ventre dans de certaines limites et combattre très-activement la diarrhée qui prend trop d'opiniâtreté.

On préviendra ces conséquences en entretenant le bon état des entrailles, en veillant avec la plus minutieuse attention à la régularité du régime et au résultat des fonctions intestinales.

Utilité des bains pendant le travail de la dentition.

Une des circonstances qui favorise par-dessus tout la régularité de toutes ces fonctions et celle de la peau en particulier, c'est l'usage de bains tièdes assez fréquemment employés et avec d'autant plus de raison que la saison est moins dure. Cette pratique est avantageuse en ce sens qu'elle facilite la circulation générale et capillaire, qu'elle calme l'excitation à laquelle les enfants sont trop exposés ; elle leur procure du repos, si ce n'est immédiatement, au moins dans les vingt-quatre heures qui suivent le bain ; car il est assez commun d'observer de l'agitation pendant la nuit chez un enfant qui dans la journée a pris un bain. Au surplus, ceci est encore très-souvent une affaire d'habitude qui motive la nécessité de faire contracter aux jeunes enfants celle de prendre fréquemment des bains pendant l'état de santé.

De tout ce qui précède il résulte que chez les enfants la dentition exerce sur les fonctions digestives une influence des plus variables et des plus importantes ; et si, comme

nous venons de le faire observer, tous ces accidents se développent avec une telle intensité qu'ils peuvent immédiatement mettre en question la santé du jeune enfant,
il se peut très-communément aussi que ces inconvénients
se succèdent avec une certaine persistance et à un degré tel
qu'ils ne mettent pas en péril la vie de l'enfant, qu'ils n'é-
veillent pas même l'attention de la mère et de la nourrice,
bien moins encore celle du médecin, auquel on se garde
trop souvent d'en ouvrir la bouche. C'est dans ces conditions que les nourrices inexpérimentées, les mères insouciantes ou encouragées par le commérage et la pratique routinière de la localité se laissent aller à continuer l'alimentation qui souvent peut, il est vrai, ne consister que dans l'u-
sage du sein, mais donnée dans une proportion tellement
démesurée, qu'elle devient presque aussi pernicieuse que
celle que produit l'alimentation par des substances complé-
mentaires.

Je précise ici avec intention pour faire comprendre aux
nourrices et aux mères tout ce qu'a de grave et de dangereux l'excès du sein, même pour les enfants que tourmente
le travail de la dentition. Car, d'après tout ce que nous
avons dit plus haut, j'imagine qu'elles comprennent actuellement tout le danger qui résulte de l'alimentation par les
aliments étrangers. Eh bien! en admettant que les inconvénients de cette nourriture intempestive ne déterminent pas
d'accidents sérieux, il n'en résulte pas moins une digestion

plus ou moins laborieuse, dont les éléments plus ou moins mal élaborés sont pris par les absorbants du canal digestif et vont ainsi se mélanger au sang, s'identifier avec lui et concourir dans la mesure qui leur appartient à l'entretien et à la réparation moléculaire partielle ou générale des organes auxquels ils arrivent.

Personne actuellement ne saurait mettre en doute que ces produits puissent jouir de l'activité vitale, du degré de réparation organique dont peuvent être doués des produits soumis à une élaboration plus normale, plus physiologique. Les organes qui auront par conséquent été alimentés, réparés ou développés pendant cette période, jouiront d'une moindre activité fonctionnelle, résisteront moins facilement aux causes destructives incessantes qui nous environnent, et seront par contre plus accessibles à toutes les formes maladives dont ces organes peuvent devenir le siége.

C'est ainsi que se développe le tempérament lymphatique scrofuleux. C'est de là que dérivent le rachitisme et toutes les formes morbides que ces affections peuvent revêtir au sein d'une organisation viciée, ces tumeurs blanches des articulations qui se développent le plus ordinairement tout à fait spontanément, ce qui n'empêche pas les parents et quelquefois les médecins eux-mêmes d'en attribuer la manifestation à des circonstances physiques purement imaginaires.

Telle est à notre avis, au moins, la source de toutes ces

variétés de maladies de peau, de ces ophthalmies, de ces bronchites et de toutes ces formes diverses d'affections chroniques chez les enfants.

Telle est aussi la condition organo-pathogénique la plus favorable au développement des affections tuberculeuses de toutes les parties de l'économie, la cause prochaine des affections chloro-anémiques qui se manifesteront à de certaines époques chez les jeunes filles, et auxquelles Lugol attribuait exclusivement la présence des tubercules. En effet, ces organisations ainsi développées à la faveur d'éléments incomplétement élaborés, de liquides généralement privés de cette activité vitale, de cette chaleur physiogénique des bonnes constitutions, sont douées d'une moindre énergie physiogénique. Elles sont, comme on le dit généralement, plus froides et permettent aux parasites de tout genre de se développer, comme cela arrive au milieu de toutes les substances organiques en décomposition, celles par conséquent qui viennent de perdre l'influence du principe vital qui, tout à l'heure, leur permettait de résister *à la décomposition et à la mort.*

CHAPITRE XII.

CONSÉQUENCES DE L'ALIMENTATION EXAGÉRÉE SUR
LES AGES SUIVANTS.

Quand, après les plus mûres réflexions, on a décidé le sevrage de l'enfant et qu'on est arrivé, avec toutes les précautions que nous venons de conseiller, à faire prendre à l'enfant une nourriture plus abondante, plus en rapport avec son développement physique; quand, enfin, ses organes paraissent s'habituer à ce surcroît d'activité fonctionnelle, et que les résultats n'en paraissent que satisfaisants, il faut encore surveiller attentivement toutes les circonstances qui peuvent se présenter dans la succession des phénomènes physiogéniques et pathogéniques que l'enfant peut offrir.

C'est qu'il arrive, en effet, très-communément que, pendant chaque évolution dentaire et précisément au moment du paroxysme de congestion, les fonctions intestinales se modifient souvent, même très-profondément. Alors il convient, comme nous l'avons déjà fait remarquer, de surveiller avec soin ces appareils, tant leur influence peut être grave pour le présent comme pour l'avenir : dans le pré-

sent, par le retentissement possible sur les centres nerveux;
et dans l'avenir, par les qualités physiogéniques des produits
absorbés et assimilés par les organes et l'économie tout entière.

Ces conditions organo-génésiques sont de telle importance qu'elles impriment à l'organisme tout entier un aspect, une physionomie bien tranchée. La plus simple étude,
l'observation la plus superficielle suffisent pour la reconnaître. En effet, elle se traduit par un ensemble de caractères qui frappe l'œil le moins exercé, ceux des gens du
monde comme le médecin lui-même.

Du facies particulier aux sujets lymphatiques.

Lorsqu'une de ces pauvres créatures a été ainsi livrée à
toutes les excentricités d'une alimentation intempestive, dé-
réglée, routinière, elle présente un facies assez caractéristique : une peau fine, bleue, bleuâtre, un peu plombée ;
les yeux assez vifs, généralement très-grands ; les pupilles
dilatées, les conjonctives d'un blanc mat ; l'œil largement
ouvert, quelquefois assez saillant, souvent aussi très-enfoncé
dans l'orbite, ce qui donne une sorte de cercle noirâtre
autour de l'œil : les yeux sont alors cernés.

L'enfant, dans ces circonstances, est communément assez mou, se tenant avec peine et difficulté sur ses mem-

bres inférieurs, ce qui donne à ces sujets une démarche toute particulière, les jambes écartées semblent destinées à élargir le plan de sustentation, dont l'axe est réellement déplacé par les prédominances abdominale et céphalique qui présentent, avec les membres thoraciques, une sorte de longueur apparente qui tranche très-ostensiblement sur le volume respectif du tronc et de la tête. Ces deux parties offrent, en effet, dans cet état, un développement particulier que ne peuvent s'empêcher de remarquer les personnes les moins instruites.

Ce développement disproportionné du tronc et de l'encéphale résulte évidemment du mode particulier de nutrition auquel ces enfants ont été soumis dès les premiers instants de leur vie extrà-utérine, et plus souvent aussi de celle qui a suivi pendant les premiers mois de la vie sociale.

Qui ne pourra comprendre, en effet, que l'estomac chargé outre mesure de l'aliment ou des aliments qu'on lui confie, ne pouvant suffire au travail physiologique indispensable à l'absorption d'une aussi grande quantité de produits, restera démesurément tendu, perdra peu à peu de son élasticité primitive, et s'élargira au point de constituer une véritable panse, d'autant moins susceptible de réagir qu'elle sera plus fréquemment et plus constamment distendue. Il pèsera sur les organes environnants, le foie, la rate et l'intestin grêle, le gros intestin, etc.; refoulera en haut

le diaphragme et les poumons, dont il ne manquera pas de
gêner la circulation.

Cette compression, s'opposant aux pulsations normales du
cœur, contribuera à écarter naturellement la partie inférieure du thorax, dont les pièces constitutives, côtes et
fausses côtes, encore cartilagineuses, subissent la force ex-
centrique; ce qui produit cette forme particulière d'évase-
ment de la poitrine, cette proéminence contre nature de
l'appendice xyphoïde qui semble vouloir rompre la peau de
la région épigastrique.

Par toutes ces considérations physiques de l'enfant, non-
seulement les fonctions physiologiques de ce viscère et de
ses annexes se trouvent ralenties, modifiées; mais le cœur
et les organes pulmonaires surtout sont gênés, ce qui tend à
provoquer cette sorte de dypsnée, d'essoufflement si commun
chez les enfants doués de cette prédisposition constitutionnelle, mais principalement après leur repas, l'hématose ne
pouvant s'effectuer. Le cœur étant ainsi comprimé, il devient tout rationnel de voir ces petits êtres sans cesse me-
nacés de congestions cérébrales ou pulmonaires. Les bron-
ches semblent s'engouer pour la moindre des causes, tandis
que l'estomac lui-même, ainsi modifié dans sa texture et
dans ses fonctions, tend à rester encombré de produits digestifs incomplets, de mauvaise qualité. Il reste chargé de
saburres, de flumes pour lesquelles on a trop souvent besoin
de l'intervention médicatrice, de l'ipécacuanha, nouvelle cir-

constance qui ne tend qu'à augmenter sa fatigue, en provoquant des réactions successives d'autant plus dangereuses qu'on est plus fréquemment obligé d'y recourir.

Les ganglions entéro-mésentériques eux-mêmes ne laissent pas que de subir toutes les conséquences de ces compressions physiques, de se transformer sous l'empire des irritations incessantes et permanentes de produits aussi directement altérés, et acquièrent promptement un développement anormal qui contribue encore à distendre les parois thoraciques et abdominales, et donnent, en définitive, au tronc de ces petits êtres un aspect particulier que tout le monde connaît.

Comment voudriez-vous maintenant que les appendices thoraciques et abdominaux prissent un développement normal et régulier, quand les éléments viciés du sang leur arrivent avec toutes ces difficultés à travers les obstacles multipliés de ces ganglions abdominaux et cervicaux qui gênent le passage du sang à travers les troncs veineux et artériels ?

Que d'enfants reviennent de nourrice conformés de la sorte, offrant une tête démesurément développée et dont les fontanelles encore éloignées semblent prêtes à donner passage à la masse cérébrale, en apparence plus volumineuse que la cavité dans laquelle elle est contenue ; les os des bras et des jambes si peu solides qu'il semble qu'ils vont se rompre sous la pression des doigts, et qu'ils sont

toujours impuissants à supporter ce corps si prodigieuse-
ment volumineux ! Ne vous laissez pas trop facilement entraîner dans ces cas à l'usage de ces appareils orthopédiques
qui ne remédient en général que fort incomplétement à la
difformité apparente, qui ne font en réalité que la dissimuler ; ils sont un objet de contrainte plus souvent nuisible
qu'utile ; ils ne doivent en définitive que former la partie
accessoire de la médication qui est et restera toujours une
des branches de la thérapeutique essentiellement analep-
tique.

Généralement aussi, les individus qui ont été soumis à ce
régime antiphysiologique présentent un système pileux très-
développé, non-seulement à la tête, mais sur toute la surface
du corps. Les cheveux, plus spécialement blonds, sont longs
et très-fournis ; les sourcils et les cils très-apparents, les
lèvres extrêmement épaisses. Le corps tout entier est recouvert d'un duvet très-abondant, principalement les bras
et les jambes.

En raison de la structure particulière des organes, de la
fatigue presque permanente et incessante qu'ils subissent,
ces individus sont sujets aux variations les plus fréquentes,
les plus tumultueuses, tantôt dévoyés sans causes appréciables, tandis que, sous l'empire des mêmes motifs, ils seront
pris d'une constipation des plus opiniâtres. Les modifications
organiques et physiogéniques sont telles qu'on peut, avec
quelque raison, soutenir que chez eux la vie n'est qu'une
longue et constante maladie.

Ce sont, en effet, des êtres à part, des organisations toutes spéciales, chez lesquels le principe de la vie ne semble pas jouir des attributs des autres organisations. Rien ne s'y passe comme ailleurs ; les aliments aussi bien que les médicaments y suscitent des modifications le plus communément inattendues, insaisissables et presque toujours contraires aux espérances. Ce sont bien évidemment des êtres à part, qui réclament une hygiène et une thérapeutique toutes spéciales.

CHAPITRE XIII.

CONSIDÉRATIONS HYGIÉNIQUES SPÉCIALES RELATIVES A L'ÉDUCATION PHYSIQUE DES NOUVEAU-NÉS.

De l'action du froid sur les enfants nouveau-nés.

Les détails assez minutieux de physiologie essentielle sur lesquels je me suis particulièrement étendu dans les premières parties de ce travail, m'ont quelquefois imposé l'obligation de négliger certaines questions d'hygiène spéciale relatives à l'éducation de l'enfant ; j'ai cru qu'il serait plus logique de les réunir dans un chapitre à part et complémentaire ; de cette façon, elles pourront être exposées d'une manière plus lucide et plus profitable aux mères et aux nourrices ; car, ainsi séparées, dans l'ordre de succession où l'exigence du nouveau-né peut et doit les demander, elles appelleront plus sérieusement l'attention et resteront plus profondément gravées dans la mémoire des personnes qu'elles intéressent.

La première circonstance qui doit éveiller la sollicitude du médecin, de la sage-femme ou de la garde-malade même appelée à donner des soins au nouveau-né, est l'impression plus ou moins subite, plus ou moins directe du froid; tout le monde, en effet, est à même d'apprécier que, suivant la saison, suivant les dispositions de l'habitation, l'enfant, à son arrivée dans le monde, subit d'une manière plus ou moins immédiate l'action de l'air, qui, suivant la saison, suivant l'élévation ou l'abaissement de la température, peut le rendre bienfaisant ou très-nuisible. En raison de la température élevée à laquelle l'enfant est resté exposé pendant les neuf mois de gestation, il doit être nécessairement plus impressionnable aux alternatives de l'atmosphère, malgré toutes les précautions que l'on puisse prendre pour la modérer autant que possible.

C'est trop communément à ce défaut de soins spéciaux qu'il faut attribuer le développement de ces ophthalmies plus ou moins aiguës, ces affreux coryzas si difficiles à soigner et à guérir chez ces petites créatures; c'est aussi à l'impression subite d'une température trop froide et trop humide qu'il faut rapporter ces pleuropneumonies qui ne laissent pas que de compromettre très-sérieusement la **vie** de ces malheureux.

Le sclérème ou endurcissement du tissu cellulaire, plus communément connu des mères et des nourrices par le symptôme prédominant, la teinte jaune ictérique de la peau, ne se développe jamais que par le fait d'une exposition trop brusque de l'enfant à la rigueur de la température; aussi c'est particulièrement pendant les mois les plus froids et les plus humides que cette maladie sévit avec une telle intensité, avec une si prodigieuse universalité, quelle est alors regardée comme épidémique.

La gravité absolue de cette maladie suffirait donc pour légitimer toutes les précautions que les médecins, les sages-femmes et les gardes-malades devront apporter pour en prévenir la manifestation.

Il est impossible d'énumérer ici les mille particularités qui se rattachent à cette question, ce serait se montrer trop minutieux ; il est néanmoins une circonstance tellement importante par elle-même, que nous ne saurions la laisser passer sous silence. Nous voulons parler de la constatation municipale, officielle, imposée à toutes les naissances.

Toutes les générations médicales se sont élevées contre les périls auxquels expose les nouveau-nés la nécessité de transporter aux mairies, dans toutes les saisons, les enfants à déclarer.

Nous ne saurions mieux faire en cette occasion, que de joindre notre voix à toutes celles qui se sont tant de fois élevées pour réclamer auprès de l'autorité contre cette désastreuse habitude ; faisons en désespoir de cause une nouvelle et dernière prière pour que les vœux médicaux, tant de fois reproduits sur cette question, puissent exciter enfin la sollicitude des gouvernants et qu'ils avisent, dans un avenir très-prochain, à la suppression de ces obligations essentiellement périlleuses pour les enfants, très-onéreuses aux familles, et en définitive désastreuses pour la patrie.

Les annales de la science fourmillent d'observations d'enfants qui ont succombé aux suites de l'exposition à un air froid et humide des saisons rigoureuses, dans l'unique but de satisfaire aux exigences de ces formalités sociales.

De l'influence des bains, leur utilité chez le nouveau-né.

Au chapitre de la naissance, nous avons indiqué l'utilité qu'il y avait à nettoyer le corps de l'enfant des produits excrémentitiels qui le recouvrent, nous avons signalé assez exactement les précautions à prendre à cet effet; ce que nous venons d'exposer dans le chapitre précédent relatif à l'action bienfaisante ou nuisible de l'air froid sur les enfants de cet âge nous conduit naturellement à étudier ici, avec quelques détails, les meilleurs moyens à employer pour administrer utilement les bains aux enfants et examiner avec intérêt les soins de propreté relatifs aux nourrissons.

Ici, comme en tant d'autres questions hygiéniques et médicales, les opinions divergent, on peut dire, d'une façon déplorable; les uns recommandent les bains, les autres les défendent ; ceux-ci les préfèrent à une douce température, tandis que ceux-là les exigent complétement froids. Qui peut donner lieu à cette espèce de contradiction ? c'est ce qu'il est assez difficile de spécifier ; aussi nous paraît-il indispensable dans ce cas de donner notre manière de voir sur ce qui nous semble le plus rationnel de faire, la meilleure route à suivre, en ayant toutefois égard aux individus, aux constitutions, aux localités, enfin aux saisons.

Il est bien reconnu par tout le monde qu'on ne saurait impunément pour l'enfant, lui laisser sur le corps les impuretés qu'il apporte en naissant, et que le meilleur procédé à suivre pour l'en débarrasser consiste à le tremper complétement dans de l'eau tiède, additionnée ou non de vin ou autre substance médicamenteuse que le médecin seul est apte à conseiller ou à proscrire suivant les cas. On objectera peût-être avec une sorte de vraisemblance que cette opération peut tout aussi facilement, aussi complètement être faite avec une éponge simplement humectée, soit même avec un corps gras (huile, beurre, axonge, etc.) ; dans ce cas, on l'enduit aussi exactement que possible, on le oint et on enlève ensuite aussi minutieusement que faire se peut, avec un linge fin, tous les corps gras avec les matières sébacées qui le recouvraient ; on voit que de cette façon on peut en réalité et sans de bien sérieuses conséquences ajourner le bain.

Au demeurant, et pour une foule d'autres considérations que nous avons présentées, relatives aux différentes périodes de la première enfance, les bains nous paraissent jouir d'une telle importance qu'il est douteux que les médecins les plus sceptiques puissent contester. Il ne sera donc point indifférent de trouver ici quelques renseignements sur les meilleures règles à suivre.

Sans pouvoir expliquer les raisons hygiéniques, médicales ou autres, qui font que nos voisins d'outre-Manche préfèrent les bains froids aux bains tempérés, nous continuerons à recommander les bains à une température modérée, suivant la saison, le tempérament de l'enfant, et particulièrement eu égard à l'état de l'atmosphère.

Le bain, en débarrassant la peau des enduits sébacés et des autres produits qui sont susceptibles de s'y déposer par le fait des fonctions perspiratoires dont elle est l'objet, joint en outre l'avantage de la stimuler, d'en activer les fonctions vitales, et lui permet de se tenir en équilibre de fonctionnalité avec la muqueuse pulmonaire et intestinale; il a encore pour résultat médical de modérer la circulation capillaire et centrale, et la quantité d'eau qui est absorbée pendant le séjour du corps tout entier dans le bain tend à diluer le sang, le rafraîchir et par conséquent à régulariser la fonction tout entière.

Si l'usage modéré et ménagé des bains peut dans tant de circonstances importantes produire des effets aussi salutaires, il ne faut pas perdre de vue que l'abus de ce moyen, comme de tous les autres, d'ailleurs, peut entraîner autant d'inconvénients; ils peuvent alors débiliter, énerver les individus et jeter l'organisme tout entier dans une véritable dépression générale.

Pour les tout jeunes enfants, l'usage d'un bain par semaine peut suffire aux exigences de la fonctionnalité physiologique comme hygiène d'abord, puis comme modérateur des fonctions organiques d'autre part ; en habituant ces petits êtres à prendre facilement et de bonne heure les bains, on est en mesure de pouvoir remédier efficacement à une foule de malaises et aux suites probables de bon nombre de maladies particulières à cet âge ; c'est à vrai dire la plus importante ressource hygiénique et thérapeutique des affections de la première enfance.

Quant à l'usage des bains froids si vantés à cette époque par les médecins anglais, nous ne saurions les mettre en première ligne dans les soins hygiéniques des nouveau-nés, sans pouvoir justifier autrement cette répulsion que par les données empiriques de l'observation journalière en rapport avec notre climat et la nature des eaux employées à cet effet.

Mais si nous nous montrons aussi réservé sur l'emploi des bains froids généraux à une époque de la vie où les fonctions vitales peuvent subir presque immédiatement une sorte de sidération dangereuse, il n'en sera plus de même quand nous conseillerons aux mères de faire chaque matin, surtout pendant la saison tempérée, les soins de toilette journalière avec de l'eau fraîche, de veiller à nettoyer aussi exactement que possible toutes les parties du corps où les sécrétions sont très-abondantes, telles que les plis des aines, les cavités axillaires, les régions anales et sexuelles, les oreilles, etc.

Comme dernière recommandation assez importante, dans notre climat au moins, où les variations de la température se multiplient avec une incroyable rapidité, nous invitons les mères à ne point exposer les enfants aux vicissitudes d'une trop grande chaleur, ni aux impressions d'un froid humide trop rigoureux immédiatement à la suite d'un bain.

Dans l'accomplissement de toutes ces opérations hygiéniques particulières ou générales, soins de toilette ou bains, etc., il est une particularité sur laquelle nous ne saurions trop appeler l'attention des mères et des nourrices, nous voulons parler du soin et de la rapidité avec laquelle on doit s'attacher à essuyer les enfants pour prévenir les inconvénients qui peuvent résulter du séjour d'une humidité plus ou moins permanente sur certaines parties, ses conséquences désastreuses qui résultent du manque de précaution apporté à cette opération, qui, imprudemment exécutée devient la source de la plus déplorable maladie, de l'onanisme.

Il n'est en effet pas aussi rare qu'on pourrait le penser de voir les mauvaises habitudes se développer chez les nouveau-nés à la suite d'excitations trop prolongées et imprudemment répétées sur les organes sexuels pendant les opérations du lavage et de l'essuiement qu'il a nécessitées. On ne saurait croire combien chez ces petites créatures les moin-

dres impressions de ce genre tendent à développer les instincts animaux, qui, une fois éveillés, ont la plus grande pro-
pension à s'entretenir, à se multiplier; leur apparition est
trop souvent le point de départ d'une foule de changements
organiques physiologiques qui se traduisent par une pâleur
générale, une excavation très-prononcée des régions orbi-
taires, un ralentissement très-évident des fonctions digestives assimilatrices. L'enfant dépérit de jour en jour sans
que l'on puisse quelquefois se douter de la cause du mal. A
côté de ces causes déjà trop puissantes du développement de
cette maladie, il est une foule d'autres circonstances qui peuvent y conduire également, c'est par exemple de porter les
enfants, la main immédiatement placée sous les parties sexuelles, imprimant avec les doigts ou la main tout entière de petits balancements saccadés pendant la marche, la promenade; ou bien encore la fâcheuse coutume chez certaines
nourrices de caresser l'enfant en lui tapant légèrement sur
les fesses et les parties sexuelles; celle plus inconvenante
encore de les embrasser trop fréquemment dans ces en-
droits; enfin, à côté de toutes ces causes purement physiques, que l'on peut appeler externes, il en est beaucoup
d'autres qui prennent naissance dans les irritations locales que
déterminent les sécrétions morbides de ces appareils, sécrétions qui se dénaturent plus ou moins radicalement par le
fait même de la mauvaise alimentation à laquelle ces pauvres
enfants sont soumis; n'est-il pas en effet trop commun de voir

certaines petites filles être textuellement affectées de leu-
corrhées abominables, de tout petits garçons fatigués de véritables balanites provoquées par la présence de la matière
sébacée qui séjourne sous le prépuce ; d'autres fois, ces su-
rexcitations locales proviennent de l'acidité des urines,
de la saleté entretenue par les matières stercorales qui
se déposent dans les interstices de la peau ; une fois ces irritations développées, elles appellent l'attention de l'enfant, le
poussent à y porter les mains, et il est invinciblement conduit à reproduire ces sensations génésiques, il faut bien le dire
chez eux aussi, elles sont mêlées d'un sentiment de bien-être
qu'ils ne dédaignent pas de rechercher toutes les fois qu'ils
en trouvent l'occasion. Trop souvent alors les enfants deviennent sombres, leurs digestions se pervertissent, leur
peau se décolore, les os se ramollissent, et on les voit marcher rapidement dans une sorte de consomption, dont on
cherche souvent la cause dans toute autre circonstance que
celles auxquelles on devrait les rapporter. Les annales de la
science possèdent un bon nombre d'observations où la mor
des enfants n'a pu être rapportée à aucune autre cause qu'au
développement de ces malheureuses habitudes.

Nous espérons qu'il nous suffira de rappeler aux nourrices l'inconvénient qui résulte de la malpropreté de toutes les
parties du corps de l'enfant, mais principalement de la peau
de la tête, pour arriver à déraciner ces préjugés absurdes,
ces chimères colportées par le commérage sur la nécessité

de laisser croître et épaissir ces dépôts crustacés de produits épidermiques sur le cuir chevelu, d'y souhaiter voir naître ces affreux parasites qui n'ont d'autre avantage que d'entretenir l'irritation, de l'augmenter même au point de l'amener aux limites d'une véritable maladie ; on ne nous croira certes pas quand nous répéterons que nous avons connu des personnes assez imbues de ces sots préjugés pour avoir acheté à des prix fabuleux des poux qu'elles déposaient religieusement dans la chevelure de leurs enfants pour les soustraire à de prétendues maladies dont l'imagination seule leur faisait un fantôme.

Si, comme nous l'avons établi dans ce qui précède, la peau du corps demande à être soigneusement lavée, ablutionnée, pour contribuer à l'entretien des fonctions physiologiques de l'organisme, on comprendra combien il importe de redoubler d'attention pour la tête tout entière. En effet, à cette époque de la vie, cette partie de notre corps est celle vers laquelle les fluides nutritifs se portent en plus grande abondance ; ils tendent à y développer, y entretenir de ces excitations anormales supplémentaires, qui en activent encore la vitalité ; ils ne peuvent donc que favoriser l'explosion de toutes les maladies les plus horribles dont ces parties peuvent devenir le siége, savoir : les congestions cérébrales, les convulsions, les épanchements cérébraux séreux, les maladies aiguës ou chroniques de l'encéphale, etc., etc.

En considération de toutes ces éventualités, la meilleure

règle de conduite à observer consiste à tenir la tête des nouveau-nés avec la plus rigoureuse propreté, à enlever jour-
nellement à l'aide de corps gras (huile, axonge, beurre
frais, etc.), les pellicules épidermiques qui, incorporées aux
produits de sécrétion, à la sueur, constituent ces croûtes dites
laiteuses, appelées aussi par les nourrices de certains pays
le Chapeau, et qui ne sont que trop souvent la gangue, le
foyer de toutes les variétés de teignes, *impetigo*, *favus*
eczema, aiguës ou chroniques, qui une fois développées résistent à toutes les médications les mieux ordonnées. Le meilleur procédé à suivre pour s'opposer à leur développement
consiste, comme nous l'avons dit, à les délayer avec un corps
gras quelconque, puis à les laver avec une eau de savon légère en s'aidant d'une brosse de chiendent très-douce;
toutes les fois que l'on fera cette opération, on apportera
tout le soin possible à ne laisser sur la tête aucune trace
d'humidité; on essuiera la partie lavée avec des linges fins
chauds; on couvrira ensuite, mais avec modération, la tête
des enfants avec des bonnets d'autant plus légers que la température sera plus tempérée.

CHAPITRE XIV.

DES HOCHETS.

Dès les premières semaines, l'enfant a-t-il cessé de teter, que les mères et les nourrices sont dans l'habitude de leur donner un hochet d'ivoire, d'argent ou de tout autre métal, dans le but de le distraire et de lui raffermir les gencives; le plus grand inconvénient qui puisse résulter de cet instrument, c'est de contondre les gencives, d'exposer même les enfants à se blesser les parois de la bouche, la langue surtout, quand il est de composition fragile. En définitive, ce jouet, complétement inutile au point de vue hygiénique, n'est qu'un pur objet de luxe et de vanité; le meilleur de tous les hochets pour un enfant qui est arrivé à la période de la dentition consiste dans un morceau de racine de guimauve mondé, ou tout aussi bien en une croûte de pain un peu ferme.

Mais ce que nous ne saurions laisser passer sous silence, à cette occasion, c'est la coutume trop habituelle de certaines contrées où les nourrices ne connaissent pas d'autres moyens de calmer les enfants, de les amuser qu'en leur

mettant dans la bouche ce qu'elles appellent un suçon ; il
se compose ordinairement d'un chiffon plus ou moins fin,
disposé en sorte de sac, contenant du pain et un peu de
sucre ; on le noue à trois ou quatre centimètres, et il constitue une espèce de nouet que les nourrices trempent dans
de l'eau et du vin, d'autre fois dans du lait, et trop communément elles se bornent à le mettre pendant quelque
temps dans la bouche, l'imbibent de leur salive, et une fois
arrivé à ce degré d'imprégnation, elles le placent dans la
bouche de l'enfant qui, à son tour, le mâche, le suce de
façon à en exprimer tout le contenu. Outre l'inconvénient
que ces sortes de nouets ou suçons peuvent offrir par le fait
de la manière plus ou moins propre dont ils ont été confec-
tionnés, ils présentent celui d'habituer l'enfant à sucer constamment un mélange de pain, de sucre et de lait, qui ne
laisse pas que de fatiguer l'enfant par les efforts qu'il fait et
aussi par la matière nutritive qu'il en exprime et qui est
loin d'être en harmonie avec les forces digestives de l'estomac. C'est de la sorte que, sans s'en apercevoir, on fournit à un enfant une nourriture trop abondante, fatigante ;
assez généralement elle n'est comptée pour rien et elle
n'empêche ni le sein ni le biberon, voire même les soupes
ou bouillies dont on farcit trop souvent l'estomac des
nourrissons. Ces coutumes, toutes routinières qu'elles
soient et quelque insignifiantes qu'elles puissent paraître,
nous semblent assez importantes pour éveiller l'attention des

mères et des médecins ; ne serait-ce que pour éviter l'inconvénient qui peut résulter de la manière de les détremper
avec de la salive, ce qui répugne rien que de le dire, et ce
que croiront peut être avec peine les personnes qui ne l'ont
point vu faire, quoique cette pratique soit journalière et
presque universelle. Espérons qu'il nous aura suffi de citer
le fait pour inviter les nourrices à y renoncer ; ne serait-ce
que par le simple sentiment de malpropreté ou de répu-
gnance que l'on éprouve soi-même, rien qu'en l'entendant
raconter.

*De la nécessité de sortir les enfants. — Des précautions
à observer pendant la promenade.*

L'air étant pour les nouveau-nés une des conditions
hygiéniques les plus importantes, c'est à vrai dire, suivant
l'aphorisme d'Hippocrate, le *pabulum vitæ*, l'aliment vital
par excellence ; on comprendra donc que nous insistions sur
les moyens à observer pour les exposer aux influences physiologiques de cet agent. En dehors des considérations spéciales
que nous avons énoncées dans les chapitres consacrés aux
soins dont on doit entourer les enfants à leur naissance, il
est encore indispensable d'appeler l'attention des mères et
des nourrices sur les soins particuliers à observer dans les
jours qui suivent la naissance pour sortir et promener les
enfants. Communément, pendant les six premières semaines,

il est impossible de les sortir autrement que dans leur maillot, en observant toutes les précautions que nous avons signalées pour qu'il ne puisse nuire à aucune des fonctions essentielles, respiration, circulation générale et partielle. Malgré cela, il convient encore de préserver la face avec un léger voile de tulle, afin d'éviter l'impression trop vive de ces vents froids et humides qui soufflent souvent aux moindres variations atmosphériques.

En tenant compte de la saison, on pourra généralement commencer à sortir l'enfant après cinq à six jours au printemps, par un temps ni trop froid, ni trop humide, dans les deux ou trois jours seulement pendant la saison d'été et suivre une règle analogue pour ce qui regarde l'automne et particulièrement l'hiver ; nous nous montrerons un peu plus sobre que nos voisins d'outre-Manche aussi sur la question des promenades journalières par n'importe quelle saison et en dépit de la température du jour. Nous invitons, en définitive, les mères et les nourrices à tenir grand compte de ces états de l'atmosphère qui, trop souvent, est, quoi qu'on en dise, la cause occasionnelle de ces pleurésies ou de ces pneumonies si terribles chez les tout jeunes enfants. S'il est sage et prudent de les garantir des rigueurs de la saison froide, il n'est pas moins important de les abriter de ces coups de soleil des premiers beaux jours et plus encore de ces chaleurs quasi tropicales que nous amènent les chaudes et orageuses journées de juin et de juillet.

Modifications à apporter dans l'habillement de l'enfant
qui grandit.

Passé les six ou huit premières semaines, à plus forte raison à l'âge de trois mois, à moins de circonstances spéciales exigées par la santé du nourrisson, il devient nécessaire, sinon impérieux, de modifier l'habillement du jeune enfant ; alors qu'il commence à se solidifier sur sa colonne vertébrale, que ses membres thoraciques et abdominaux acquièrent aussi plus de développement, qu'il est lui-même disposé à leur faire accomplir certains mouvements, il n'est pas insignifiant de lui en favoriser l'accomplissement. Dans ces conditions, nous ne saurions mieux faire que d'inviter les nourrices à les vêtir de petites robes de finette ou de flanelle, suivant la saison, et de leur disposer les couches en forme de culottes, de façon à leur laisser toute la liberté des pieds et des jambes, et cependant à prévenir les inconvénients qui pourraient résulter de la dissémination des matières fécales ou des urines dans les vêtements.

La meilleure manière d'y procéder consiste à plier la couche en pointe ou triangle, la base est appliquée autour des reins de façon à venir se croiser au devant de la région abdominale au niveau du nombril ; les deux chefs en sont fixés soit par des épingles, mais mieux avec des cordons ; l'extrémité de la couche ou sommet du triangle restée libre, qui flotte sur les fesses, est ramenée d'arrière en avant entre les jambes, avec le soin de ne pas trop comprimer les parties sexuelles, de ne point produire de plis qui soient suscep-tibles de s'engager entre les lèvres de la vulve. Cette pointe, relevée à la hauteur du nombril, s'attache à la faveur de cordons à la portion horizontale faisant ceinture, tandis que les deux angles résultant de la portion qui a contourné la taille et les hypocondres au-dessus de la hanche doivent s'en-rouler à plat autour de l'une et de l'autre cuisse de l'enfant auquel ils forment une véritable culotte ; à l'extrémité de chacune de ces pointes existe un cordon bifurqué qui sert à fixer l'extrémité inférieure de cette culotte, à peu près à l'instar d'une jarretière, mais très-modérément serré. A cette époque aussi, il convient de faire porter à l'enfant des chaussures appropriées à son pied, elles ne doivent être ni trop larges, ni trop serrées ; avec ces précautions, dès que l'enfant se sentira assez de force, vous le verrez essayer de se relever et se poser peu à peu sur ses pieds.

Le bas est ensuite relevé par-dessus et le membre ab-dominal se trouve complétement à l'abri des injures du temps ; on n'est point ainsi exposé à voir les jambes ou les cuisses d'un enfant à nu sur les bras de sa nourrice, ce qui ne laisse pas que d'être dangereux, ou au moins assez im-moral, et cette dernière précaution n'est peut-être pas aussi insignifiante qu'on pourrait peut-être le croire de prime abord ; en effet, des premières impressions découlent souvent le reste de l'éducation. Eh bien! les enfants qui dès le berceau ont été habitués à la décence en conservent quelque chose plus tard ; ce serait ici le lieu de recommander aux nourrices d'user d'un peu plus de prudence à cet égard, quand elles cherchent à satisfaire aux exigences de la nature, soit pour les gardes robes, soit même pour le fait seul de la miction urinaire.

Le mode d'habillement que nous venons de décrire se prête d'ailleurs parfaitement à l'exécution de toutes ces bienséances ; d'autre part, il laisse aux jambes toute leur liberté et l'enfant peut se livrer à de petits mouvements qui préludent à la locomotion prochaine qu'il va bientôt pouvoir effectuer. Une nouvelle question qui préoccupe beaucoup de familles, c'est l'instant précis où l'on peut et où l'on doit commencer à poser un enfant sur ses pieds, s'effrayant beaucoup trop à notre avis des conséquences qui peuvent en résulter pour la charpente osseuse, encore insuffisante aux fonctions statiques et locomotrices, disposées que sont les mères à rapporter à cette pratique les déviations vertébrales ou autres ; eh bien! il n'en est réellement rien : observons qu'il ne faut jamais fatiguer un enfant par une station prolongée sur ses extrémités pelviennes avant qu'il n'ait acquis un certain développement, qu'il n'ait, par lui-même, témoigné de la possibilité de cette station. Ajoutons que dans tous ces cas la déformation des os, qui est le résultat de leur défaut de solidité, résulte du mode vicieux d'alimentation qui a été suivi, et que, dans de semblables conditions, il est non-seulement inutile, mais barbare, d'essayer à faire marcher ces petits êtres dont la charpente est flexible, incomplète et de mauvaise qualité.

On peut même ajouter qu'il n'existe pas d'époque fixe et déterminable pour satisfaire aux désirs des mères ou des nourrices en ce qui concerne les fonctions de la locomotion. Ce qui doit servir de guide, c'est uniquement la volonté, la force de l'enfant qui, se sentant assez développé, cherche à manifester lui-même l'intention de se livrer à ce genre d'exercice ; c'est alors, seulement, qu'il importe d'épier ses dispositions, de les favoriser, mais sans en faire l'objet d'un exercice immodéré, au-dessus de ses forces. Les conditions de faiblesse dans lesquelles nous arrivons en ce monde démontrent assez manifestement que, dans les premiers mois de la vie, nous ne saurions nous livrer à aucun mouvement volontaire, et que par conséquent, à cette époque, c'est dans les bras de nos parents ou de notre nourrice que nous devons prendre l'exercice et l'air nécessaires à notre développement entièrement végétatif.

Ce n'est en réalité que beaucoup plus tard, en général à la fin de la dentition, quand l'alimentation a été prudemment dirigée, que les organes ont acquis le développement convenable, que les os sont devenus assez solides, que l'enfant se sent disposé à prendre ses premiers ébats, qu'il s'essaie à la marche à quatre pattes d'abord ; puis, s'attachant à la faveur des mains aux objets qu'il peut trouver à sa proximité, il cherche peu à peu à se lever sur ses pieds ; c'est à cet instant précisément que les parents ou les nourrices, mus par un sentiment en apparence des plus légitimes, s'évertuent à favoriser leurs premiers pas à l'aide de promenettes, de brassières, qu'ils les affublent de bourrelets et une foule d'appareils plus ou moins dangereux et par conséquent inutiles. Je dis inutiles, parce que, dans l'immense majorité des cas, ils sont loin de suppléer à la faiblesse originelle ou maladive de l'enfant, et dangereux, parce qu'en trompant les enfants et les parents eux-mêmes sur la valeur respective de leur développement, ils peuvent engager dans une fausse route. D'autre part, ils sont de nature à rendre les enfants trop délicats, plus craintifs, pusillanimes, ils faussent en réalité leurs premières sensations ; pour les plus actifs, les plus agiles, ils ne leur laissent pas assez étudier les distances, la nature intime des objets et alors ils se précipitent avec une sorte d'étourderie vers ceux qui souvent pourraient les blesser. D'ailleurs, tous les auteurs, qui se sont occupés de l'éducation physique des nouveau-nés, se sont assez longuement étendus sur les inconvénients de tous ces appareils, pour que nous renvoyions à leurs traités spéciaux pour les considérations particulières que nous croirions nécessaires à la démonstration de cette règle de conduite.

L'enfant qui se développe lentement et progressivement,

suivant le vœu de la nature, sachez-le bien, marchera plus promptement que celui que vous vous efforcerez de pousser en séve par une alimentation trop riche, trop abondante, que celui que vous torturerez à la faveur de tous ces moyens mécaniques destinés en apparence à seconder ses efforts et qui, loin de l'aider, lui nuisent complétement.

Que l'on veuille bien se pénétrer de cette maxime aphoristique : que les mouvements qui se développent primitivement avec quelque difficulté dans un organe, finissent bientôt par lui faire acquérir une certaine activité, qui contribue considérablement ensuite à développer la force et entretenir la santé tout entière de l'individu.

Laissez donc à l'enfant le temps de se développer paisiblement, lentement, permettez-lui d'acquérir cette vigueur constitutionnelle qui le mettra à même de faire librement et sciemment son entrée dans la vie. Laissez-le s'habituer de jour en jour aux mille difficultés qu'il doit rencontrer pour arriver à la satisfaction de ses besoins physiques.

C'est par cette manière de procéder que vous pouvez espérer de développer plus convenablement, tout à la fois, son physique et son moral, vous le rendrez plus apte aux exigences de la vie sociale, plus sensible aux devoirs de la famille et de la patrie.

C'est à la faveur de cette éducation essentiellement naturelle, que vous pouvez prévenir le développement de ces dérangements nerveux, qui trop communément deviennent le point de départ de ces affections du système cérébro-spinal, source trop fréquente de ces aberrations de la sensibilité, de l'intelligence, qui conduisent à la colère, la pusillanimité, et enfin à toutes les faiblesses humaines.

Une fois bien constitué, doué d'un caractère en harmonie avec la vigueur de ses organes, l'homme voit ses instincts, ses passions, se développer en toute liberté de conscience ; il est plus fort de lui-même et, dégagé des entraves que lui imposent ordinairement les infirmités et toutes les maladies du premier âge, il voit les choses plus sévèrement ; il apprécie et juge avec plus d'indépendance ; sa volonté est plus ferme, plus persévérante et bien plus légitime. L'homme bien portant, doué d'une vigoureuse organisation, est généralement plus doux, plus sociable ; les individus chétifs, maladifs ou valétudinaires sont ordinairement plus soucieux, envieux, jaloux et quelquefois méchants.

C'est malheureusement la trop grande tendance de notre siècle de vouloir imprimer à l'organisme l'activité et le développement physique que l'on apporte dans les opérations ordinaires de la vie sociale ; on cherche trop à oublier que la nature vivante ne saurait se plier aux exigences de la volonté humaine, et que, quoi qu'on puisse faire, inventer pour activer les lois de l'organisation, on ne changera rien ; les plantes, les animaux, dont on précipite ainsi l'évolution organique, ne peuvent être doués de la même résistance aux forces destructives qui les menacent.

CHAPITRE XV.

DU DANGER ET DES VÉRITABLES INCONVÉNIENTS DE DROGUER INUTILEMENT ET TROP FRÉQUEMMENT LES ENFANTS NOUVEAU-NÉS.

Quand un enfant vient au monde bien constitué, on est en droit de se demander à quoi peuvent servir les médicaments et toutes les drogues que la routine, le commérage, les condamne à absorber; la nature a-t-elle en réalité négligé aucune des précautions indispensables? N'a-t-elle pas, au contraire, dans son inépuisable prévoyance, tout disposé à cet effet? Aussi n'est-ce pas sans raison qu'elle a déposé dans les mamelles de la véritable mère un lait encore incomplet appelé *colostrum*, qui doit tout à la fois lui servir de léger purgatif et en même temps d'aliment; d'un côté il concourt à l'évacuation des matières excrémentitielles (*méconium*) contenu dans les intestins, tandis que d'autre part ses qualités physiques et physiogéniques le mettent en harmonie avec la susceptibilité organique de l'estomac et de ses annexes auxquelles il imprime l'activité fonctionnelle, déve- loppe l'appétit, etc., etc.

Pourquoi donc après cela recourir, parce que c'est la mode, ou au moins la routine consacrée par les matrones et les nourrices, à l'intervention de toutes ces boissons, sirops spécifiques, qui ne peuvent en réalité que contribuer à irriter, à fatiguer les appareils digestifs de ces petits êtres encore engourdis par la fatigue inséparable du travail de l'accouchement ; en persévérant à suivre ces pratiques routinières, on peut ajouter désastreuses, vous pouvez vous considérer comme les premiers auteurs de ces dérangements physiologiques, vous devez vous en prendre à votre inexpérience et à votre insouciance si les terribles accidents que nous avons signalés viennent à se manifester chez vos enfants ; puissent donc nos conseils vous protéger contre toutes ces éventualités et vous encourager à secouer l'empire de l'habitude et de la routine dans laquelle on persévère depuis un temps immémorial !

Mères et nourrices, qui prétendez vous élever à la hauteur de votre mission, sachez au moins l'accepter en pleine connaissance de cause, sachez résister aux entraînements de la mode routinière qui vous créent tant de difficultés, qui sont la cause irrécusable des mille péripéties qui tôt ou tard vous conduisent à abriter votre responsabilité derrière les vaines et spécieuses formules médicamenteuses que la cupidité pharmaceutique se plaît à multiplier de jour en jour pour tromper votre légitime et sincère sollicitude.

L'une des causes les plus actives du dérangement de la

santé des nouveau-nés provient indubitablement de cette tendance trop universelle qui porte toutes les mères et les nourrices à penser que l'enfant ne doit et ne peut se développer qu'à la faveur d'une abondante et riche alimentation. Aussi à quelles ruses ne recourent-elles pas pour exciter les enfants à teter plus qu'il ne convient, à les habituer de très-bonne heure à prendre des aliments supplémentaires qu'elles supposent devoir favoriser son développement, quand, au contraire, ils ne servent qu'à favoriser la manifestation de toutes les maladies particulières à cet âge ; ignorantes en cela, comme en tant d'autres choses hygiéniques, que le développement des organes, que la régularité fonctionnelle des appareils, que la santé en un mot dépend moins de la quantité des aliments confiés à l'estomac que de la qualité des produits élaborés par cet organe.

Les alternatives incessantes des digestions trop laborieuses fatiguent, troublent l'activité fonctionnelle de l'organe digestif ; les produits d'élaboration sont incomplets, de mauvaise qualité, et quand, dans de semblables conditions, vous voyez l'individu tout entier succomber aux manifestations maladives qui en résultent, vous cherchez à recourir à l'intervention des drogues ou médicaments dits spécifiques, et en particulier aujourd'hui à l'huile de foie de morue, médicament tellement en vogue qu'il n'est pas une indisposition de l'enfance contre laquelle on ne le prescrive. Vous risquez fort d'ajouter encore à cette fatigue, de pousser de plus en plus ces appareils dans la voie des altérations organiques ou pathogéniques que toutes les médications, même les plus rationnelles, resteront impuissantes à combattre.

C'est ici le moment de répéter aux mères et aux nourrices combien elles doivent se tenir en garde contre toutes ces panacées offertes à leur crédulité par les herboristes, pharmaciens et empiriques de tous étages, qui, ignorant les plus simples notions de médecine ou de thérapeutique, se soucient bien plus des bénéfices pécuniaires qu'ils leur procurent que des avantages thérapeutiques qu'ils peuvent fournir. N'est-il pas en effet trop commun de voir ces malheureuses mères, qui, déconcertées par la manifestation de certaines indispositions survenant subitement à leur enfant, ne trouvent rien de mieux à faire que de porter le pauvre patient chez un pharmacien, lui réclament un médicament qui guérisse ou au moins soulage ses souffrances? Est-il, en bonne conscience, un de ces médicastres en boutique, qui soit à même de faire un diagnostic sérieux sur la plus légère indisposition d'un enfant nouveau-né? Aussi n'arrive-t-il que trop souvent qu'ils regardent comme insignifiant le début d'une indisposition pour eux sans valeur, parce qu'ils sont incapables d'en apprécier la cause; mais, pour satisfaire la mère, ou mieux leur conscience mercantile, jamais ils ne s'aviseront de laisser partir une femme sans la charger de tisanes, potions ou topiques qui, dans leur langage, ne doit jamais rien compromettre. Combien d'enfants ont succombé aux suites d'une pneumonie méconnue, aux convulsions consécutives, à l'usage de médicaments irritants intempestifs; que d'autres ont vu les accidents spécifiques confondus avec des éruptions, en apparence sans conséquence, envahir tout l'organisme, épuiser leur activité maladive sur les os, les viscères les plus importants de l'économie, et conduire promptement les enfants au tombeau au milieu des tortures les plus affreuses, les plus rebelles aux médications spécifiques les plus rationnelles!

CHAPITRE XVI.

DES CONSIDÉRATIONS MORALES QUI DOIVENT DÉCIDER LES FAMILLES A ENCOURAGER L'ALIMENTATION MATERNELLE.

On est bien réellement en droit de poser aux jeunes femmes cette question : Pourquoi donc chercheriez-vous constamment à abandonner les droits sacrés que la nature vous a assignés? Pourquoi vous refuseriez-vous plus long-temps à nourrir de votre sein ces innocentes créatures que forma votre sang? Quelles graves considérations peuvent donc vous conduire à abandonner ainsi aux chances du hasard l'éducation primitive de ces petits êtres, qui doivent un jour devenir le pivot de la famille, les soutiens de la nation, les défenseurs de la patrie?

C'est, prétendez-vous, pour ménager votre fraîcheur, conserver votre santé et ne point contrarier les disposi-tions commerciales de vos maris, qui, dit-on, ne sau-raient se plier aux exigences que vous imposent ces nouvelles conditions. Toutes ces raisons nous paraissent beaucoup plus spécieuses que réelles; aussi n'hésiterons-nous pas à les combattre en tous points.

Le meilleur, le plus sûr moyen de prévenir cet engorgement laiteux des seins, ces congestions cérébrales qui accompagnent trop fréquemment les suites des couches, ces états fébriles si périlleux dans l'état puerpéral; le moyen de détourner ces fluxions congestives de l'utérus, source trop fréquente de toutes ces affections organiques de la matrice, c'est, à n'en pas douter, en satisfaisant au vœu de la nature, qui veut qu'une femme qui donne le jour à un enfant l'allaite de ses mamelles. L'expérience pratique démontre péremptoirement que l'accomplissement de cette fonction profite plus à la femme qu'elle ne lui est nuisible; que, dans l'immense majorité des cas, elle a pu contribuer à affermir une santé jusque-là des plus chétives, des plus débiles; que, par cette satisfaction aux lois de la nature, on est souvent arrivé à retarder, combattre et même détourner plusieurs affections organiques graves, prêtes à faire explosion. Témoins ces manifestations tuberculeuses des poumons, qui ont suspendu leur évolution diathésique pendant la grossesse et la lactation, au point quelquefois de faire croire à une véritable guérison; mais aussi, trop communément, l'illusion ne dure pas très-longtemps, car bientôt après la cessation des fonctions du sein, la maladie tend à marcher avec une nouvelle et plus sérieuse intensité. D'autre part, si l'on considère les qualités physiques de l'appareil galactogène, on verra qu'il ne conserve jamais mieux sa fraîcheur, sa tonicité et l'harmonie de ses contours, que lorsqu'il a été convenablement appliqué aux stimulations physiogéniques de l'allaitement. "

Le lait, en développant par sa présence dans les mamelles un mouvement vital nouveau, une disposition congestionnelle particulière, qui tend à balancer la fluxion utérine inséparable du travail de l'accouchement, permet donc à la matrice de rentrer plus promptement dans son état normal et de recouvrer plus rapidement ses fonctions physiogéniques.

En servant à l'alimentation du nouvel être, le lait qui s'est accumulé dans les seins y subit les transformations nécessaires à son élaboration, et comme il est périodiquement absorbé par l'enfant, on ne risque pas autant de le voir se décomposer et donner naissance à ces engorgements laiteux, à ces dépôts purulents qui, par la résorption dont ils deviennent le point de départ, déciment les femmes en couches et les nourrices qui procèdent mal dans l'accomplissement de leurs devoirs maternels.

Des avantages de la lactation.

Il est assez ordinaire de voir les femmes qui nourrissent ne pas devenir immédiatement enceintes, et ce n'est assez généralement qu'après douze ou quinze mois qu'elles sont

plus susceptibles de le devenir; à cette époque, le développement de l'enfant est assez avancé pour qu'il soit possible de le sevrer, sans de bien grands inconvénients pour
la mère comme pour l'enfant; mais, toutes choses égales,
d'ailleurs, il est plus commun de voir la nourrice jouir
d'une espèce d'immunité due à sa position.

Les femmes qui prennent à cœur de remplir complètement et religieusement les nouvelles fonctions qu'elles ont
acceptées, sont généralement assez absorbées par les mille
préoccupations que leur suscite cette mission; elles sont
moins entraînées par toutes les futilités ordinaires de la
société; elles ne sont plus aussi immédiatement soumises
à ces excitations nerveuses, quasi fébriles, qui tendent à
les distraire de leurs devoirs conjugaux. Elles ont une
légitime compensation dans les détails de cette éducation;
elles sont moins susceptibles de se laisser entraîner aux
exigences du monde, aux entraînements de la coquetterie,
poussée aujourd'hui si loin, qu'on peut, dans certains cas,
en redouter les conséquences à l'égal de ceux qui résultent
de la spéculation financière des maris.

Pour peu que l'on veuille réfléchir, on sera conduit à
se demander comment aujourd'hui on ose mettre en avant
l'impossibilité qui dérive des occupations commerciales,
quand il est à peu près passé dans les habitudes de relé-
guer, aussitôt le mariage, la grande majorité des dames de
commerce dans leur appartement, de les envoyer passer

à la campagne ou aux eaux la plus belle partie de la saison; en bonne conscience, ne sauraient-elles donc mieux employer leurs loisirs qu'à élever elles-mêmes leurs enfants?

J'ajouterai que, pour celles qui partagent le travail journalier de leurs maris, qui se donnent aux opérations commerciales proprement dites, elles ne sauraient justifier plus heureusement leur abstention, car il est vraiment impossible d'admettre qu'une femme de commerce puisse prouver que, dans une journée de seize heures, elle ne puisse, toutes les trois heures environ, trouver un quart d'heure, vingt minutes, pour donner le sein à son enfant.

Bien compté, de huit heures du matin à huit heures du soir, cela lui prendrait environ cinq quarts d'heure, et, d'ailleurs, ceci n'est encore qu'une affaire du moment, car plus l'enfant va croître, se développer, plus ses repas seront copieux, et plus il deviendra facile de les distancer encore avec d'autant plus de raison que le lait acquiert de jour en jour plus de consistance et fournit à l'enfant une nutrition plus complète, plus appropriée à son âge.

En présence de toutes ces considérations empruntées à la pratique, est-il vraiment consciencieux, rationnel de soutenir qu'une femme de commerce sera toujours assez constamment occupée, pour ne pouvoir se soumettre à cette règle de conduite? Et, croyez-le bien, il n'en peut résulter aucun inconvénient bien sérieux ni pour l'un ni pour l'autre, car, dans les intervalles, l'enfant veillé, promené par sa bonne, pense moins à sa nourrice, et il donne au lait le temps de se reproduire, de s'élaborer convenablement; il laisse à sa mère toute la tranquillité voulue, et les fonctions générales ne s'en accomplissent qu'avec plus de régularité. Avec cette manière de faire, on peut même arriver de très-bonne heure, si ce n'est même de suite, à ne point habituer l'enfant à teter de nuit, ce qui n'est pas à dédaigner autant qu'on pourrait le supposer.

Mais, va-t-on m'objecter, une femme qui travaille assidûment toute une journée dans un bureau, un magasin, ne prend pas assez d'air, d'exercice; cette objection, en apparence de quelque valeur, n'est pas aussi sérieuse qu'on le suppose; en effet, les femmes de ces conditions, qui sont à la tête de maisons de commerce importantes, qui prospèrent, se nourrissent bien; elles ont la satisfaction physique et morale, et c'est, vous le savez, un des grands mobiles de la santé. Dans ces conditions spéciales, il est bien rare qu'elles ne puissent trouver quelques heures de distraction où elles peuvent prendre un peu l'air; n'en voit-on pas d'ailleurs qui savent trouver le temps d'aller faire des toilettes et aller se faire voir sur les promenades publiques? Et enfin une dernière considération, la plus importante d'ailleurs, c'est qu'un grand nombre de ces dames ont la faculté d'aller passer leurs dimanches et fêtes à la campagne, d'y faire provision d'air et de repos. Ainsi donc, en définitive, rien d'absolument impossible, rien de légitime pour elles de récuser les devoir sacrés de la maternité.

Au demeurant et pour dernière raison, j'ajouterai que si les femmes se pénétraient sérieusement de l'utilité, de l'avantage et du bonheur qu'elles trouveraient à remplir consciencieusement ces fonctions, si en réalité elles le voulaient sérieusement, soyez convaincus qu'elles n'y trouveraient aucune difficulté; que la mode en vienne (c'est notre vœu bien sincère), et vous verrez si les jeunes femmes sauront y faire consentir leurs maris.

Vouloir faire entrer en ligne de compte les impossibilités qui, soi-disant, proviennent des exigences des maris, c'est bien plus spécieux encore qu'on ne le suppose, et nous allons essayer de le prouver, toujours à l'aide de l'observation pratique.

La première raison que l'on allègue est celle-ci : comment voulez-vous qu'un homme, fatigué du labeur d'une journée bien employée, la tête pleine des préoccupations incessantes et inséparables des affaires, consente encore à sacrifier le repos de la nuit, quand le lendemain il lui faudra derechef affronter de nouvelles fatigues physiques et morales ?

A tout ceci, je n'opposerai qu'une bonne et véritable raison, c'est que, dans l'existence, il est une foule de choses que l'habitude nous apprend à supporter impunément, on pourrait même dire à notre insu; ce n'est à vrai dire qu'une affaire de direction, et nous nous y façonnons fort bien.

Et tout d'abord, un enfant bien dirigé, élevé suivant les sages avis que nous avons tracés, ne criera pas une nuit durant; si, comme il doit arriver quelquefois, il s'éveille en témoignant de quelque besoin, d'un malaise, son cri n'est pas aussi effrayant qu'on se l'imagine; et, à moins de circonstances particulières, il est très-probable qu'après une huitaine au plus il sera déjà réglé aux habitudes de sa nourrice, et généralement, dans les familles aisées, c'est le moindre temps pendant lequel les maris font chambre ou lit à part. Maintenant, mettant tout au pis et supposant que les maris soient condamnés à supporter ces inconvénients du début de l'allaitement maternel, croyez-vous, en bonne conscience, qu'il faille beaucoup de courage et de volonté pour y résister, qu'il y ait réellement à souffrir; eh bien! pour mon compte, je m'y suis plusieurs fois soumis sans de véritables efforts.

Un enfant, comme je l'ai déjà répété, convenablement dirigé, et dont la mère comprend parfaitement la marche à suivre, n'offrira aucune difficulté.

En effet, la mère, dans sa sollicitude instinctive, veille en quelque sorte tout en dormant, et, au premier cri proféré par l'enfant, elle satisfait immédiatement et dans la mesure du possible à ses besoins; elle le calme et le replace doucement dans son lit; cette petite opération, à moins de circonstances maladives, demande généralement dix à douze minutes, après lesquelles il se rendort pour un laps de temps plus ou moins long; ces exigences peuvent au début se reproduire deux ou trois fois dans le cours d'une nuit, et plus l'enfant se développe convenablement, plus elles diminuent et disparaissent vite.

En supposant que ces inconvénients se reproduisent deux ou trois fois au plus, n'allez pas croire que cela puisse coûter un bien grand préjudice au repos du mari; car, ainsi que je l'énonçais il n'y a qu'un instant, l'habitude émousse le sentiment, et ce n'est pas trop s'avancer que de dire qu'on souffre très-peu de ces interruptions de sommeil; elles finissent même par être tellement peu sensibles, qu'il arrive un moment où on ne s'en aperçoit plus du tout; ceci n'a rien de bien extraordinaire; le garde-meunier ne finit-il donc pas par dormir dans son moulin aussi profondément que dans une chambre; tout cela n'est qu'une affaire de volonté et par-dessus tout d'habitude à contracter.

Si, d'autre part, ces circonstances imposent quelques obligations onéreuses aux époux, soyez convaincus qu'ils y trouveront bientôt une ample compensation, dans la manière dont ils verront se développer de jour en jour et sous leurs yeux ce fruit de leur amour. Car ce petit être, chez lequel on voit apparaître à chaque instant un nouveau rayon de vie et d'instinct, chez lequel les premiers éclairs de sensibilité vont dessiner la marche progressive de l'intelligence, est à lui seul le but et la cause de cet amour véritable que les auteurs n'ont point encore défini.

Ce regard instinctif, ces premiers sourires d'un enfant à sa mère ne sauraient passer inaperçus pour le père qui aime sa femme; le cœur le plus farouche, le plus égoïste, ne saurait résister à ces premières manifestations d'un être qui nous attache; il y a mieux, c'est que c'est là le seul, le vrai procédé par lequel se développe, se fortifie le sentiment de la paternité et tout à la fois celui de la famille, source des plus douces et des plus légitimes jouissances de ce monde.

Cet homme si fier, si dédaigneux des obligations de sa condition d'époux et de père, croyez-vous donc qu'il puisse jamais plus facilement se faire à l'idée d'aimer une femme qu'il voit constamment inactive, que rien ne rattache à lui d'une manière quelconque; qu'il se fasse à l'idée d'aimer et de chérir un fils qui se sera élevé loin de chez lui, dont il n'aura pas reçu les premiers sourires, les premiers élans de l'intelligence, qu'il aura en quelque sorte oublié pendant les vingt ou trente mois et plus que celui-ci aura passé en nourrice. A son retour, cet enfant est un étranger qui fait son entrée dans la maison paternelle; nouvelles concessions, nouvelles obligations, auxquelles il faut se soumettre, plus par raison que par amour; aussi ne vous y trompez pas, à cette heure vous ne vous laisserez pas émouvoir

par ces manifestations instinctives, intellectuelles, comme
au premier jour de la vie ; ces conditions n'éveillent pas,
ne fortifient pas ces sentiments de profonde amitié réciproque ; on s'habitue à lui commander en maître et non en
père, et l'enfant, de son côté, obéit en esclave.

L'enfant, en se développant sous les yeux de ses père et
mère, devient, par le fait même des inquiétudes et des exigences qu'il crée, un objet tout particulier d'attachement
réciproque ; objet constant de sollicitude, de dévouement
de la part de la mère, il captive tous ses moments, développe son cœur et lui dicte en quelque sorte sa conduite.
Quelque occupé que puisse être un homme, quelque indifférent qu'il puisse se montrer aux sentiments de la famille,
il ne pourra certes toujours résister aux mille occasions
que lui fournira ce petit être de lui apprendre à lui-même
ce dont il est capable, ce qu'il vaut instinctivement ; si on
se laisse aller à admirer l'agilité, la gracieuseté, chez certains jeunes animaux, que sera-ce, je vous le demande,
quand vous assisterez vous-même à la première manifestation instinctive, intuitive de votre enfant? Quand vous, père
égoïste, vous le verrez exprimer si naïvement, si naturellement ses besoins, ses désirs ; quand vous le verrez accorder à cette mère chérie l'expression de sa légitime re-
connaissance, quand il commencera à porter sur vous ses
regards instinctifs, mais aussi profondément significatifs ;
une fois ému par la gentillesse de ses premières impres-

sions, vous ne saurez y résister ; vous vous exercerez à les faire naître, à les développer, les multiplier, tant elles ont de charmes pour celui qui les a provoquées ; elles ont le privilége de devenir un passe-temps assez attrayant pour que des hommes très-sérieux, des hommes d'État ne les dédaignent pas et les recherchent même avec bonheur.

Arrivé à ce point, l'enfant devient bientôt un centre où convergent les sentiments respectifs de deux époux, et s'il arrive, ce qui n'est que trop commun dans ce monde, de dures épreuves, des ennuis inséparables même des plus brillantes positions, si des chagrins domestiques venaient à assombrir le tableau conjugal, vous verrez l'enfant, par le fait même des sentiments particuliers qu'il a fait naître, développés et entretenus à son profit, devenir le médiateur le plus puissant aux maux de la famille.

C'est ainsi que l'enfant, convenablement élevé dans la maison paternelle, allaité au sein de sa mère, devient le lien le plus indissoluble des familles, qu'il impose à sa mère l'observation de ses devoirs d'épouse et de mère, tandis que souvent il sert à rappeler l'auteur de ses jours dans la voie et la pratique des vertus conjugales.

Dans de semblables conditions, l'enfant ne connaît et n'affectionne que ceux dont il reçoit chaque jour de nouvelles marques d'amitié et de tendre affection ; leur désir, leur volonté sont pour lui une loi à laquelle il se soumet sans mot dire ; il obéit avec confiance et bonheur.

En se développant avec eux, il se façonne à leur image, prend leurs goûts, leurs habitudes, et concourt souvent à modifier les caractères par les rigueurs qu'entraîne sa propre éducation. C'est exclusivement par ce procédé que l'on peut arriver à développer, entre père et mère, entre frère et sœur, ces sentiments réciproques qui les rattachent les uns aux autres, fait du père et de la mère des autorités nées et durables ; c'est là le berceau de la famille, des sociétés et des nations.

CONCLUSION.

De quelque valeur que puisse être le mode d'éducation
maternel dont nous avons tracé le tableau dans cet ouvrage,
quelque sages que puissent paraître toutes les précautions
hygiéniques que nous avons formulées, on ne saurait mettre
en doute que le meilleur moyen d'encourager les mères et
les nourrices à suivre ces préceptes ce serait de leur prouver expérimentalement les avantages de cette éducation des
nouveau-nés. Or, il nous paraît démontré que, pour réaliser ce but, il n'y aurait rien de plus profitable, si toutefois
les médecins partageaient notre manière de voir, que de
l'imposer à toutes les familles chez lesquelles ils le regar-
deraient comme possible et utile. Il serait de toute nécessité que l'autorité intervint, dans la limite de ses moyens et
dans l'intérêt de tous, par une surveillance organisée sur
une très-vaste échelle :

En imposant aux nourrices l'obligation de suivre aussi
ponctuellement que possible les avis que nous avons exposés, sauf à les modifier et les interpréter, sous la responsabilité du médecin surveillant, en tenant compte de la

nature particulière des circonstances, du caractère et du tempérament des enfants.

Si, d'autre part, on consentait à prendre en sérieuse considération le travail tout entier que nous offrons à la méditation des jeunes mères et des nourrices, et surtout à l'approbation du corps médical en particulier, nous proposerions comme moyen d'arriver à la vulgarisation de cette éducation maternelle, avec toutes les modifications dont la prévoyance médicale peut seule juger l'opportunité, de la rendre primitivement obligatoire pour tous les établissements hospitaliers : tels que Maternité, hospices des enfants trouvés et hôpitaux destinés aux nourrices et leurs enfants, et plus spécialement enfin dans les Crèches.

C'est alors seulement que ces fondations essentiellement philanthropiques acquerraient une importance considérable ; c'est alors que, cessant d'être de simples maisons de dépôts où s'abritent trop communément l'ignorance, la paresse et l'insouciance de certaines mères, en y portant leurs enfants qu'elles y laissent livrés aux chances d'une alimentation intempestive, trop abondante, qui nuit plus à la santé qu'elle ne profite aux intentions laborieuses de ces parents inexpérimentés ; c'est alors que ces établissements de première utilité deviendront véritablement dignes de leur destination.

Ils n'atteindront ce but qu'à la condition d'être dirigés avec intelligence, d'être activement surveillés, et il est bien présumable qu'avec de semblables précautions, on pourrait arriver, dans un court espace de temps, à les ériger en véritables écoles d'éducation maternelle; ils deviendront, à bien dire, le berceau physique et moral des sociétés, la providence des familles.

Les économistes philanthropes, la société tout entière, l'État même, devraient-ils en vérité s'arrêter aux quelques difficultés d'exécution quand il s'agit de questions aussi importantes, aussi vitales? Serait-ce quelques récompenses destinées à encourager ces sentiments de moralisation, d'amélioration des individus, des races mêmes, qui devraient faire hésiter? En désespoir de cause, ne paraîtrait-il donc pas aussi légitime de sévir contre ces vieilles pratiques routinières qui tendent à favoriser la dégénérescence, entretenir, développer des maladies qui font le désespoir des familles, et deviennent de jour en jour l'objet d'une scandaleuse immoralité? C'est là la source la plus féconde des maladies organiques diathésiques qui pèsent sur toutes les classes de la société, en vertu desquelles on sent de jour en jour l'insuffisance des maisons spéciales, celles enfin qui constituent non-seulement les familles, mais l'État lui-même en frais les plus onéreux.

TABLE DES MATIÈRES.

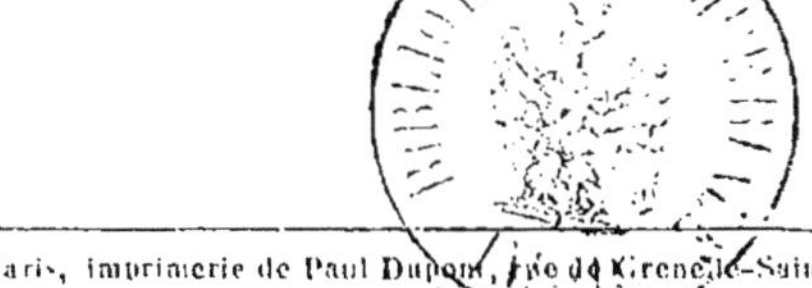

Paris, imprimerie de Paul Dupont, rue de Grenelle-Saint-Honoré, 45.

BIBLIOTHÈQUE NATIONALE DE FRANCE
3 7531 013574 87 7